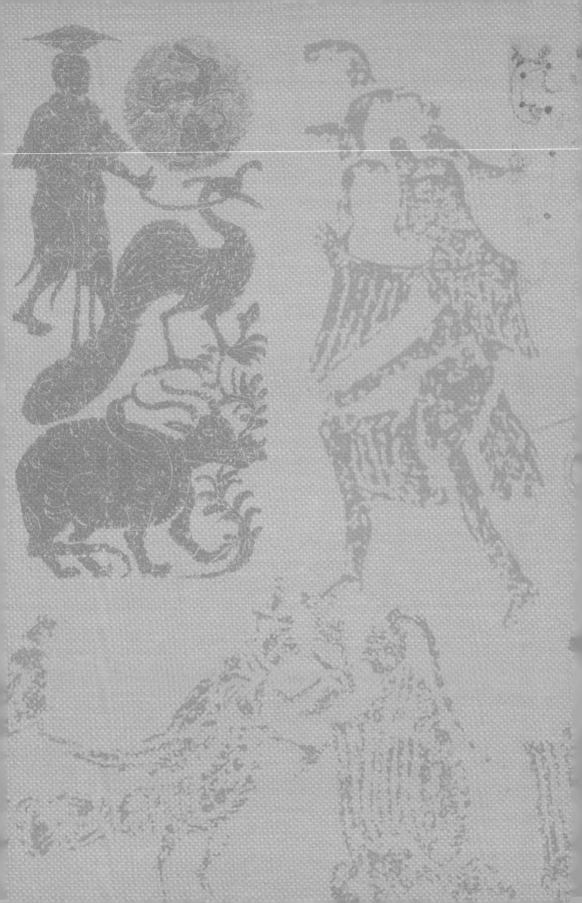

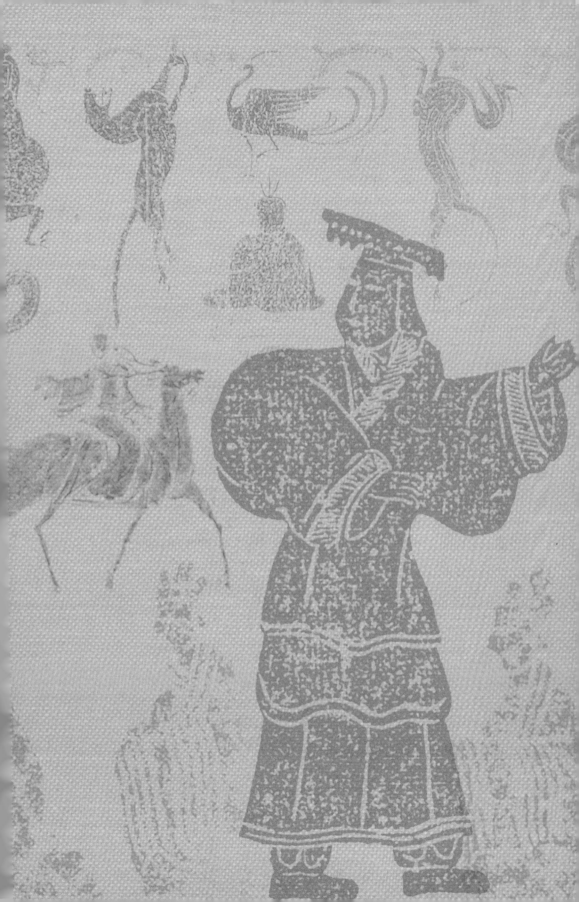

中国古医籍整理丛书

明目神验方

明·无名氏　撰

杨华森　校注

中国中医药出版社

·北　京·

图书在版编目（CIP）数据

明目神验方/（明）无名氏撰；杨华森校注．—北京：
中国中医药出版社，2015.1（2023.3重印）
（中国古医籍整理丛书）
ISBN 978 - 7 - 5132 - 2131 - 3

Ⅰ.①明…　Ⅱ.①无…　②杨…　Ⅲ.①中医五官科学 – 眼科
学 – 中国 – 明代　Ⅳ.①R276.7

中国版本图书馆 CIP 数据核字（2014）第 273671 号

中国中医药出版社出版

北京经济技术开发区科创十三街 31 号院二区 8 号楼
邮政编码　100176
传真　010 - 64405721
廊坊市祥丰印刷有限公司印刷
各地新华书店经销

开本 710×1000　1/16　印张 11.75　字数 115 千字
2015 年 1 月第 1 版　2023 年 3 月第 4 次印刷
书号　ISBN 978 - 7 - 5132 - 2131 - 3

定价　36.00 元
网址　www.cptcm.com

服 务 热 线　010 - 64405510
购 书 热 线　010 - 89535836
维 权 打 假　010 - 64405753

微信服务号　zgzyycbs
微商城网址　https://kdt.im/LIdUGr
官 方 微 博　http://e.weibo.com/cptcm
天猫旗舰店网址　https://zgzyycbs.tmall.com

如有印装质量问题请与本社出版部联系（010 - 64405510）

国家中医药管理局
中医药古籍保护与利用能力建设项目
组织工作委员会

主　任　委　员　王国强

副　主　任　委　员　王志勇　李大宁

执行主任委员　曹洪欣　苏钢强　王国辰　欧阳兵

执行副主任委员　李　昱　武　东　李秀明　张成博

委　　　　　员

各省市项目组分管领导和主要专家

（山东省）武继彪　欧阳兵　张成博　贾青顺

（江苏省）吴勉华　周仲瑛　段金廒　胡　烈

（上海市）张怀琼　季　光　严世芸　段逸山

（福建省）阮诗玮　陈立典　李灿东　纪立金

（浙江省）徐伟伟　范永升　柴可群　盛增秀

（陕西省）黄立勋　呼　燕　魏少阳　苏荣彪

（河南省）夏祖昌　刘文第　韩新峰　许敬生

（辽宁省）杨关林　康廷国　石　岩　李德新

（四川省）杨殿兴　梁繁荣　余曙光　张　毅

各项目组负责人

王振国（山东省）　　王旭东（江苏省）　　张如青（上海市）

李灿东（福建省）　　陈勇毅（浙江省）　　焦振廉（陕西省）

蔡永敏（河南省）　　鞠宝兆（辽宁省）　　和中浚（四川省）

项目专家组

顾　问　马继兴　张灿玾　李经纬

组　长　余瀛鳌

成　员　李致忠　钱超尘　段逸山　严世芸　鲁兆麟
　　　　郑金生　林端宜　欧阳兵　高文柱　柳长华
　　　　王振国　王旭东　崔　蒙　严季澜　黄龙祥
　　　　陈勇毅　张志清

项目办公室（组织工作委员会办公室）

主　任　王振国　王思成

副主任　王振宇　刘群峰　陈榕虎　杨振宁　朱毓梅
　　　　刘更生　华中健

成　员　陈丽娜　邱　岳　王　庆　王　鹏　王春燕
　　　　郭瑞华　宋咏梅　周　扬　范　磊　张永泰
　　　　罗海鹰　王　爽　王　捷　贺晓路　熊智波

秘　书　张丰聪

前　言

　　中医药古籍是传承中华优秀文化的重要载体，也是中医学传承数千年的知识宝库，凝聚着中华民族特有的精神价值、思维方法、生命理论和医疗经验，不仅对于传承中医学术具有重要的历史价值，更是现代中医药科技创新和学术进步的源头和根基。保护和利用好中医药古籍，是弘扬中国优秀传统文化、传承中医学术的必由之路，事关中医药事业发展全局。

　　1949 年以来，在政府的大力支持和推动下，开展了系统的中医药古籍整理研究。1958 年，国务院科学规划委员会古籍整理出版规划小组在北京成立，负责指导全国的古籍整理出版工作。1982 年，国务院古籍整理出版规划小组召开全国古籍整理出版规划会议，制定了《古籍整理出版规划（1982—1990）》，卫生部先后下达了两批 200 余种中医古籍整理任务，掀起了中医古籍整理研究的新高潮，对中医文化与学术的弘扬、传承和发展，发挥了极其重要的作用，产生了不可估量的深远影响。

　　2007 年《国务院办公厅关于进一步加强古籍保护工作的意见》明确提出进一步加强古籍整理、出版和研究利用，以及

"保护为主、抢救第一、合理利用、加强管理"的方针。2009年《国务院关于扶持和促进中医药事业发展的若干意见》指出，要"开展中医药古籍普查登记，建立综合信息数据库和珍贵古籍名录，加强整理、出版、研究和利用"。《中医药创新发展规划纲要（2006—2020)》强调继承与创新并重，推动中医药传承与创新发展。

2003~2010年，国家财政多次立项支持中国中医科学院开展针对性中医药古籍抢救保护工作，在中国中医科学院图书馆设立全国唯一的行业古籍保护中心，影印抢救濒危珍本、孤本中医古籍1640余种；整理发布《中国中医古籍总目》；遴选351种孤本收入《中医古籍孤本大全》影印出版；开展了海外中医古籍目录调研和孤本回归工作，收集了11个国家和2个地区137个图书馆的240余种书目，基本摸清流失海外的中医古籍现状，确定国内失传的中医药古籍共有220种，复制出版海外所藏中医药古籍133种。2010年，国家财政部、国家中医药管理局设立"中医药古籍保护与利用能力建设项目"，资助整理400余种中医药古籍，并着眼于加强中医药古籍保护和研究机构建设，培养中医古籍整理研究的后备人才，全面提高中医药古籍保护与利用能力。

在此，国家中医药管理局成立了中医药古籍保护和利用专家组和项目办公室，专家组负责项目指导、咨询、质量把关，项目办公室负责实施过程的统筹协调。专家组成员对古籍整理研究具有丰富的经验，有的专家从事古籍整理研究长达70余年，深知中医药古籍整理研究的重要性、艰巨性与复杂性，履行职责认真务实。专家组从书目确定、版本选择、点校、注释等各方面，为项目实施提供了强有力的专业指导。老一辈专家的学术水平和智慧，是项目成功的重要保证。项目承担单位山东中医药大学、南京中医药大学、上海中医药大学、福建中医药大学、浙江省中医药研究院、陕西省中医药研究院、河南省中医药研究院、辽宁中医药大学、成都中医药大学及所在省市中医药管理部门精心组织，充分发挥区域间互补协作的优势，并得到承担项目出版工作的中国中医药出版社大力配合，全面推进中医药古籍保护与利用网络体系的构建和人才队伍建设，使一批有志于中医学术传承与古籍整理工作的人才凝聚在一起，研究队伍日益壮大，研究水平不断提高。

本着"抢救、保护、发掘、利用"的理念，该项目重点选择近60年未曾出版的重要古医籍，综合考虑所选古籍的保护价值、学术价值和实用价值。400余种中医药古籍涵盖了医经、基础理论、诊法、伤寒金匮、温病、本草、方书、内科、外科、女科、儿科、伤科、眼科、咽喉口齿、针灸推拿、养生、医案医话医论、医史、临证综合等门类，跨越唐、宋、金元、明以迄清末。全部古籍均按照项目办公室组织完成的行业标准《中医古籍整理规范》及《中医药古籍整理细则》进行整理校注，绝大多数中医药古籍是第一次校注出版，一批孤本、稿本、抄本更是首次整理面世。对一些重要学术问题的研究成果，则集中收录于各书的"校注说明"或"校注后记"中。

"既出书又出人"是本项目追求的目标。近年来，中医药古籍整理工作形势严峻，老一辈逐渐退出，新一代普遍存在整理研究古籍的经验不足、专业思想不坚定等问题，使中医古籍整理面临人才流失严重、青黄不接的局面。通过本项目实施，搭建平台，完善机制，培养队伍，提升能力，经过近5年的建设，锻炼了一批优秀人才，老中青三代齐聚一堂，有效地稳定了研究队伍，为中医药古籍整理工作的开展和中医文化与学术的传承提供必备的知识和人才储备。

本项目的实施与《中国古医籍整理丛书》的出版，对于加强中医药古籍文献研究队伍建设、建立古籍研究平台，提高古籍整理水平均具有积极的推动作用，对弘扬我国优秀传统文化，推进中医药继承创新，进一步发挥中医药服务民众的养生保健与防病治病作用将产生深远影响。

第九届、第十届全国人大常委会副委员长许嘉璐先生，国家卫生计生委副主任、国家中医药管理局局长、中华中医药学会会长王国强先生，我国著名医史文献专家、中国中医科学院马继兴先生在百忙之中为丛书作序，我们深表敬意和感谢。

由于参与校注整理工作的人员较多，水平不一，诸多方面尚未臻完善，希望专家、读者不吝赐教。

国家中医药管理局中医药古籍保护与利用能力建设项目办公室
二○一四年十二月

许 序

"中医"之名立，迄今不逾百年，所以冠以"中"字者，以别于"洋"与"西"也。慎思之，明辨之，斯名之出，无奈耳，或亦时人不甘泯没而特标其犹在之举也。

前此，祖传医术（今世方称为"学"）绵延数千载，救民无数；华夏屡遭时疫，皆仰之以度困厄。中华民族之未如印第安遭染殖民者所携疾病而族灭者，中医之功也。

医兴则国兴，国强则医强。百年运衰，岂但国土肢解，五千年文明亦不得全，非遭泯灭，即蒙冤扭曲。西方医学以其捷便速效，始则为传教之利器，继则以"科学"之冕畅行于中华。中医虽为内外所夹击，斥之为蒙昧，为伪医，然四亿同胞衣食不保，得获西医之益者甚寡，中医犹为人民之所赖。虽然，中国医学日益陵替，乃不可免，势使之然也。呜呼！覆巢之下安有完卵？

嗣后，国家新生，中医旋即得以重振，与西医并举，探寻结合之路。今也，中华诸多文化，自民俗、礼仪、工艺、戏曲、历史、文学，以至伦理、信仰，皆渐复起，中国医学之兴乃属必然。

迄今中医犹为国家医疗系统之辅，城市尤甚。何哉？盖一则西医赖声、光、电技术而于20世纪发展极速，中医则难见其进。二则国人惊羡西医之"立竿见影"，遂以为其事事胜于中医。然西医已自觉将入绝境：其若干医法正负效应相若，甚或负远逾于正；研究医理者，渐知人乃一整体，心、身非如中世纪所认定为二对立物，且人体亦非宇宙之中心，仅为其一小单位，与宇宙万象万物息息相关。认识至此，其已向中国医学之理念"靠拢"矣，虽彼未必知中国医学何如也。唯其不知中国医理何如，纯由其实践而有所悟，益以证中国之认识人体不为伪，亦不为玄虚。然国人知此趋向者，几人？

国医欲再现宋明清高峰，成国中主流医学，则一须继承，一须创新。继承则必深研原典，激清汰浊，复吸纳西医及我藏、蒙、维、回、苗、彝诸民族医术之精华；创新之道，在于今之科技，既用其器，亦参照其道，反思己之医理，审问之，笃行之，深化之，普及之，于普及中认知人体及环境古今之异，以建成当代国医理论。欲达于斯境，或需百年欤？予恐西医既已醒悟，若加力吸收中医精粹，促中医西医深度结合，形成21世纪之新医学，届时"制高点"将在何方？国人于此转折之机，能不忧虑而奋力乎？

予所谓深研之原典，非指一二习见之书、千古权威之作；就医界整体言之，所传所承自应为医籍之全部。盖后世名医所著，乃其秉诸前人所述，总结终生行医用药经验所得，自当已成今世、后世之要籍。

盛世修典，信然。盖典籍得修，方可言传言承。虽前此50余载已启医籍整理、出版之役，惜旋即中辍。阅20载再兴整理、出版之潮，世所罕见之要籍千余部陆续问世，洋洋大观。

今复有"中医药古籍保护与利用能力建设"之工程，集九省市专家，历经五载，董理出版自唐迄清医籍，都400余种，凡中医之基础医理、伤寒、温病及各科诊治、医案医话、推拿本草，俱涵盖之。

噫！璐既知此，能不胜其悦乎？汇集刻印医籍，自古有之，然孰与今世之盛且精也！自今而后，中国医家及患者，得览斯典，当于前人益敬而畏之矣。中华民族之屡经灾难而益蕃，乃至未来之永续，端赖之也，自今以往岂可不后出转精乎？典籍既蜂出矣，余则有望于来者。

谨序。

第九届、十届全国人大常委会副委员长

许嘉璐

二〇一四年冬

王 序

中医学是中华民族在长期生产生活实践中，在与疾病作斗争中逐步形成并不断丰富发展的医学科学，是中国古代科学的瑰宝，为中华民族的繁衍昌盛作出了巨大贡献，对世界文明进步产生了积极影响。时至今日，中医学作为我国医学的特色和重要医药卫生资源，与西医学相互补充、相互促进、协调发展，共同担负着维护和促进人民健康的任务，已成为我国医药卫生事业的重要特征和显著优势。

中医药古籍在存世的中华古籍中占有相当重要的比重，不仅是中医学术传承数千年最为重要的知识载体，也是中医为中华民族繁衍昌盛发挥重要作用的历史见证。中医药典籍不仅承载着中医的学术经验，而且蕴含着中华民族优秀的思想文化，凝聚着中华民族的聪明智慧，是祖先留给我们的宝贵物质财富和精神财富。加强对中医药古籍的保护与利用，既是中医学发展的需要，也是传承中华文化的迫切要求，更是历史赋予我们的责任。

2010 年，国家中医药管理局启动了中医药古籍保护与利用能力建设项目。这既是传承中医药的重要工程，也是弘扬优秀民族文化的重要举措，不仅能够全面推进中医药的有效继承和创新发展，为维护人民健康做出贡献，也能够彰显中华民族的璀璨文化，为实现中华民族伟大复兴的中国梦作出贡献。

相信这项工作一定能造福当今，嘉惠后世，福泽绵长。

国家卫生和计划生育委员会副主任

国家中医药管理局局长

中华中医药学会会长

王国强

二〇一四年十二月

马 序

　　新中国成立以来，党和国家高度重视中医药事业发展，重视古籍的保护、整理和研究工作。自 1958 年始，国务院先后成立了三届古籍整理出版规划小组，分别由齐燕铭、李一氓、匡亚明担任组长，主持制订了《整理和出版古籍十年规划（1962—1972）》《古籍整理出版规划（1982—1990）》《中国古籍整理出版十年规划和"八五"计划（1991—2000）》等，而第三次规划中医药古籍整理即纳入其中。1982 年 9 月，卫生部下发《1982—1990 年中医古籍整理出版规划》，1983 年 1 月，中医古籍整理出版办公室正式成立，保证了中医古籍整理出版规划的实施。2002 年 2 月，《国家古籍整理出版"十五"（2001—2005）重点规划》经新闻出版署和全国古籍整理出版规划领导小组批准，颁布实施。其后，又陆续制定了国家古籍整理出版"十一五"和"十二五"重点规划。国家财政多次立项支持中国中医科学院开展针对性中医药古籍抢救保护工作，文化部在中国中医科学院图书馆专门设立全国唯一的行业古籍保护中心，国家先后投入中医药古籍保护专项经费超过 3000 万元，影印抢救濒危珍、善、孤本中医古籍 1640 余种，开展了海外中医古籍目录调研和孤本回归工作。2010 年，国家财政部、国家中医药管理局安排国家公共卫生专项资金，设立了"中医药古籍保护与利用能力建设项目"，这是继 1982～1986 年第一批、第二批重要中医药古籍整理之后的又一次大规模古籍整理工程，重点整理新中国成立后未曾出版的重要古籍，目标是形成并普及规范的通行本、传世本。

为保证项目的顺利实施，项目组特别成立了专家组，承担咨询和技术指导，以及古籍出版之前的审定工作。专家组中的许多成员虽逾古稀之年，但老骥伏枥，孜孜不倦，不仅对项目进行宏观指导和质量把关，更重要的是通过古籍整理，以老带新，言传身教，培养一批中医药古籍整理研究的后备人才，促进了中医药古籍保护和研究机构建设，全面提升了我国中医药古籍保护与利用能力。

作为项目组顾问之一，我深感中医药古籍保护、抢救与整理工作的重要性和紧迫性，也深知传承中医药古籍整理经验任重而道远。令人欣慰的是，在项目实施过程中，我看到了老中青三代的紧密衔接，看到了大家的坚持和努力，看到了年轻一代的成长。相信中医药古籍整理工作的将来会越来越好，中医药学的发展会越来越好。

欣喜之余，以是为序。

中国中医科学院研究员

马继兴

二〇一四年十二月

校注说明

一、作者和成书年代

《明目神验方》又称《明目方》或《新刊明目神验方》，明代弘治十三年（1500）由广东番禺郡守高天章受上司韩大经委托据陕西藩省复刻本《明目方》重梓并改易今名而成，原撰人及成稿时间现已无考。该书序文仅言书稿是"黄州府判饶君铎乃翁得之辽阳一老兵"。若从其异名书《明目良方·明目方说》"于是质诸郡守上海王公"语提供的线索推考，其祖本《明目方》的刊刻当在1465年至1474年（参见《校注后记》成书年代）。若再联系其漫长复杂的流转环节与过程考虑，祖本初稿的撰成时间应当更早。

二、版本考辨

明代已知的叫《明目方》的中医眼科专著至少有九种，而与本书具有异名同书关系的则不下七种，现存于世的尚有《明目良方》树德堂本、存德堂本及翰林院郑铼复刻本三种。据江源序文考之，《明目神验方》面世前，除黄州郡斋所刊《明目方》祖本外，南京民曹公署和陕西藩省复刻本也已相继问世。明人周弘祖《古今书刻》所载江西布政司官刻书目中的"明目方"，实即番禺郡守高天章重梓于广东、现存于日本国立公文书馆内阁文库、由中医古籍出版社2009年据以影印成书的《明目神验方》，也即此次整理所据底本。《明目良方》是底本的异名书，疑郑铼刻本和底本又是同据陕西藩省复刻的《明目方》重梓而成，故确定以郑本为本书整理的主校本、以树德堂本和存德堂本为参校本。

三、校勘及注释

本书综合运用"四校法"对底本全面校勘，并对校勘结果酌出校记：

1. 底本原为繁体竖排，今改为简体字横排，凡无歧义的古字和异体字统一改为通行的简化字，如䐔改睹、澁改涩、藏府改脏腑之类。药方中原"右为末""右咬咀"之类的"右"则一律改为"上"字。

2. 底本原无目录和标点，整理时全部据校勘后的正文内容增补了目录，并用新式标点句读了全书。

3. 底本未载祖本《明目方》原序"明目方说"，因该文记述有原稿流转暨祖本成书的大致过程，故校注时据《明目良方》树德堂本做了增补，同时据郑铢刻本新增相关无题小序一篇。

4. 凡底本校本内容各异而底本正确校本有误，或虚词互异但无损文义，以及径改底本中己作已、曰作日之类的形近误笔字，皆不出校记。

5. 凡校改追作进、术作木、神曲作神農、炒乳香作草乳香，以及衍夺错简之类的差错，一律在正文下出校说明据改、据补、据删或乙转的依据和理由；对无法借助校本和他校资料印证的讹误，皆注明"据文义改"。

6. 不改出校。诸如底本、校本虽同，然疑其有讹脱衍倒而无确证者；底本校本互异而文义皆通，且是非难判，校本又有参考价值者；底本中"本有其字"的通假字需征引书证说明通假关系者；因底本改易引文而有损原著文义者等等。凡此种种，皆不擅改原文，只酌出"疑是""疑误""可参""义胜""当互乙"等倾向性意见以存疑、存异或说明文字通假关系等。

7. 凡底本用假借字而校本或相关资料为本字者，皆出异文校记。底本中的假借字，凡偶见者皆随文出注，重复出现者，在此按现代规范文字或名称统一律正，正文不再出注。如：翳瘴－翳障、眼脸－眼睑、瞳人－瞳仁、弩（努）肉－胬肉、灯芯－灯心、豆疮－痘疮、车钱－车前、防丰－防风、黄莲－黄连、黄耆－黄芪等。

8. 对底本生僻字词或常见字词的生僻音义，皆酌以汉语拼音加同音字注音释义。凡漫漶难辨及夺脱之字，皆据字数以虚阙符号"□"代之，并力求据文理或医理酌加说明。

9. 书名不易产生歧义者，除首见处使用全称外，其后皆改用简称，如《神农本草经》作"本经"、《鸿飞集论眼科》作"鸿飞集"、《医宗金鉴》作"金鉴"等等。《新刊明目良方》树德堂本、存德堂本和郑钺刻本则分别简称树本、存本、郑本，若泛指三书则总称"《明目良方》各本"。

10. "方名索引"对底本中各类药方暨各眼病下所列"合用"方皆作出处提示，对无药之方同时注明"有方无药"。

序

　　人身一小①天地也。天地有日月，故能明。人有两目，故能视。目之在人，关系甚大，不容于不谨也。是故人之五脏六腑各属乎阴阳五行，两目则兼属乎阴阳五行，而通乎五脏六腑。医家以眼目为上科，盖有由矣。考之医家诸书，眼科略及之而未详方药，或用之而少效，求其详②而且备，不拘于前人之故迹，中间图③其眼目形状、治要诗决④、丸散制度之法，及推其轮廓发病之根源，未有若此明目神效之一书明且易见者。今巡抚江西都御史韩公大经得之陕省，藏之笥箧⑤久矣。曩⑥方伯⑦于广政务之暇，将是书授吾郡贰守⑧高君天章，且曰"此《明目方》，广人不多见，幸为我重刊于郡以广其传，亦济人利物之一端也"。命予引⑨诸篇端。予按此书，先是黄州府判饶君铎乃翁⑩得之辽阳一老兵，但不知创于何人。老兵以眼科鸣世，累

序

一

---

① 小：原空缺，据文义补。
② 详：原字漫漶，据文义补。
③ 图：画。
④ 决：诀。
⑤ 笥箧（sìqiè 寺窃）：书箱。笥，一种盛器物的长方形竹器。箧，小箱子。
⑥ 曩（nǎng）：以往，过去。
⑦ 方伯：殷周时的诸侯之长，后泛称统辖一方的地方长官，明清时用为对布政使的尊称。此用指韩大经。
⑧ 贰守：即同知，古代州府长官太守的副职。
⑨ 引：文体名，类似序。此指作序。
⑩ 乃翁：你的父亲。此泛指父亲。

试累验，真医目之奇书也。此板一刻于黄州郡斋①，一刻于南京民曹公署②，一刻于陕西藩省③，而吾岭南独缺焉。况岭南乃卑暑之地，患目疾者最多，而医目者少效。都宪公④不忍□⑤民之罹斯疾，而汲汲⑥此书之刻，则其一念之仁见于此矣。推此心以泽及生民，功施百姓，而播为无穷之惠，又当何如哉？贰守公又能成人之美，即日捐俸，命工锓梓⑦，不旬月而书成矣。虽然，方药固良矣，而按方投药又在胸中之活法，无徒泥纸上之陈迹。盖人资禀有强弱，风气限南北，染疾有□近，斟酌损益则可矣。否则不惟不能愈疾，而反剧疾，于人何补哉？呜呼，良医治未病，知者防未然。故善养目者在清心，清心又在节欲，能节欲以清其心，则五脏六腑之气和而百病不生，又何目疾之足患哉？此言外之意，敢并及之。

弘治十三年岁在庚申三月廿七日辛巳
赐进士第中宪大夫奉勅整饬松潘等处兵备
四川提刑按察司副使致事⑧番禺江源书于晚翠堂

---

① 郡斋：郡守的府第。

② 民曹公署：户部尚书的官邸。明成祖迁都北京后，在南京置留守，也有六部尚书。

③ 藩（fān 翻）省：布政使的衙门。藩，明清时布政使司的省称。

④ 都宪公：此指韩大经。都宪，明代都察院、都御史的别称。

⑤ □：原字漫漶，据文义，疑或当作"吾"。

⑥ 汲汲（jíjí 及及）：迫切追求。

⑦ 锓（qǐn 寝）梓："锓"原作"侵"，据《明目良方》各本序文改。雕刻书版，也泛指刻版印书。锓，刻。梓，一种制版木材。

⑧ 致事：同"致仕"，也叫"致政"或"休致"。古代称官员因老、因病辞职或退休为致事。

明目方说①

　　人生两间②，一身之疾皆所当慎，而目之疾，尤所当慎焉。何也？盖人有两目，犹天有日月，皆不可一日而无明。故医家以眼目为上科。论人受胎成形，先两肾，次两睛，以左目为太阳，右目为太阴，亦所以象乎日月也。又如人有五脏，各属乎阴阳五行，之一则兼属乎阴阳五行，而该贯乎五脏焉。是目之疾，诚不容于不慎也。彼知者知所以怡情养性、惩忿窒欲③，无损于明，无事乎医也。而④或五脏失和，七情炽荡，或灯前月下，写字观书，遂至精神疲弊⑤，翳障渐生，双目因之失明，能无意于医乎？但世之医者，应人之求，不过曰"服用洗心、凉膈二散而已，点用黄连、春雪二膏而已"，是皆胶柱而调瑟耳。殊不知目有七十二等翳障之症候、五轮八廓发病之根源，非有所考据传授，鲜有不误人者。唐孙真人亦曰：凡医眼目，先补肾，次修肝。肾实则肝气和平，眼目自然明朗。又曰：肝是肾之子，肾是肝之母。子病则治其母，母病则治其子；子虚则泻其母，母虚则泻其子。此又究根源、分子母而用药，精是理者，能几何人哉？愚自早岁，观书过度，患目旬月，遍求之医弗能愈。一日，先人乐志翁谓不肖曰："昔有一老军，以眼科

---

　　① 明目方说：此文为《明目神验方》祖本《明目方》原序，兹据两书的异名版本《明目良方》树本录入。树本四字前原另有"新刊明目良方序"序题，此删。
　　② 两间：天地间。
　　③ 惩忿窒欲：克制愤怒，杜塞情欲。
　　④ 而：义同"如"。《经传释词》卷七："而犹若也。"
　　⑤ 弊：通"敝"。《广雅·释诂一》王念孙疏证："蔽，与敝同。"

鸣世，还自辽阳，曾惠书一帙①，宝藏久矣。子何不考是书以求其效？"不肖于是展诵三复，如前所谓翳障症候、轮廓根源，及眼目形状、治要诗诀，靡不具载。遂令医者按方用药，候觉双目瞭然复初，闻者为之骇愕。先人又喜而谓之曰："是书捷效如此，不可私于一己，异日倘得一官，当捐俸镂板以广其传，亦济人利物之一端也。"呜呼！先人用心仁矣。今不肖幸而述，录而锓，亦不忘先人之命乎。于是质诸郡守上海王公、贰守永新马公、节推②永清赵公，佥③谓此书宜传。乃因锐意命工锓梓，旬日而成矣。书既成，特述其眼科之梗概，与夫先人所命之意，僭为说于卷端，庶观者知所自焉。

万历念④八年岁次庚子春三月望吉
承直郎黄州府通判临川饶铎谨题⑤

---

① 惠书一帙（zhì 秩）：赐书一套。帙，布帛做的书套。
② 节推：官职名。也称推官或节度推官。明代节推为各府的佐贰官，职掌勘问刑狱。
③ 佥：原作"命"，文义不合，郑本作"佥"，佥，皆也，都也。因据改。
④ 念：二十。
⑤ 万历……饶铎谨题："明目方说"乃饶铎成化初年首刻《明目神验方》的祖本《明目方》时题于黄州通判任上，故此所署"万历念八年岁次庚子春三月望吉"应是指树德堂复刻底本异名书《明目良方》的时间。以意度之，"承直郎……谨题"与"万历……望吉"两句似当互乙。

郑序①

《明目方》之神论，考诸公之序论，足可信已，第传有者鲜，板刻晦蚀。药房校艺，后楼阅古书，得之乱籍中，适里闬②有老者四五辈，双眸翳障，取试之，无不立效，亟命锓之以广其传。铁砚生王子慈见之，曰："是方出，天下无盲人矣。"

夏六月红兰省③史人郑铼谨识

---

① 郑序：此文为《明目神验方》异名版本《明目良方》郑铼刻本之序，今转录于此。序题乃录入时酌加。

② 里闬（hàn 汗）：里巷的门。此指邻里。

③ 红兰省：秘书省的别称。明代废秘书省，改设翰林院执掌草诏、修史、雠校典籍等职，此乃沿用旧称。

目 录

明目诸经丸散类

分论药性品目

明目洗眼药类

新刊明目神验方

弘治十三年庚申秋八月　　江西等处承宣布政使司①重梓

目疾证候总论

赤眼赤肿脏积毒，赤而有痛肝之实，

赤而昏者肝之虚。大眦赤者心之实，

小眦赤者心之虚。白睛多者肺之实，

多眵泪出肺之虚。羞明怕日脾之实，

赤脉荡眼肝之实②，视物不见③脾脏虚。

茫茫黑花肾之实，迎风有泪肾之虚。

赤脉伤眼心克肝④，白膜遮睛肺克肝⑤。

迎风受痒肝邪传⑥，早晨昏者头风痒。

日中昏者疾⑦之作，夜间昏者定脑冷。

---

① 承宣布政使司：明清时省级地方行政机关，也称布政使司、布政司或藩司。

② 赤脉荡眼肝之实：原脱，据《秘传眼科七十二症全书》（下简称"七十二症全书"）"眼疾证候总歌"补。

③ 见：《七十二症全书·眼疾证候总歌》作"明"。

④ 赤脉伤眼心克肝：《七十二症全书·眼疾证候总歌》无此七字。

⑤ 白膜遮睛肺克肝：肺克肝，原作"肝克肝"，据《明目良方》各本"目疾证候总论"和《秘传眼科龙木集》（下简称"龙木集"）"七十二问"改。《七十二症全书·眼疾证候总歌》七字在"迎风有泪肾之虚"后。

⑥ 传：原字残缺，据《明目良方·目疾证候总论》及《七十二症全书·眼疾证候总歌》补。

⑦ 日中昏者疾之作：抄本《目疾总论》作"日中昏者火之作"。《七十二症全书·眼疾证候总歌》"中"字作"夜"。

日间痛者阳之善①，夜间痛者阴之毒②。

浮翳遮睛肺之热③，胞螺④突起睛之损。

眼睫倒入五脏损，赤膜遮睛五脏热⑤。

瞳仁倒入血气衰⑥，头晕目前赤星乱。

不痛不痒血气衰，赤而热⑦痛血之实。

血侵睛者肝虚热，久昏物遮卫经⑧实，

痛而憎寒卫中虚。左赤传右阳经旺，

右赤传左阴经旺。左右相传热邪攻，

目睛黄者酒之毒，两眼赤烂风热攻。

目近视者脏腑劳⑨，每年发者是天行。

拳毛倒睫肺之损，数⑩年赤者肝受风。

① 善：《七十二症全书·眼疾证候总歌》及《明目良方》郑本同。树本、存本作"毒"，当是。

② 日间痛者……阴之毒：《七十二症全书·眼疾证候总歌》两句互乙。

③ 浮翳遮睛肺之热：《七十二症全书·眼疾证候总歌》此七字在"夜间昏者定脑冷"句后。

④ 胞螺：底本"旋螺突起"症及《龙木论》卷下标题均作"旋螺"，《龙木集·七十二问》作"泡罗"，《七十二症全书·眼疾证候总歌》作"包螺"。

⑤ 赤膜遮睛五脏热：《七十二症全书·眼疾证候总歌》此七字在"头晕目前赤星乱"句前。

⑥ 瞳仁倒入血气衰：《七十二症全书·眼疾证候总歌》此七字在"胞螺突起睛之损"句后。

⑦ 热：《七十二症全书·眼疾证候总歌》作"有"。

⑧ 卫经："卫"字疑当作"胃"。

⑨ 目近视者脏腑劳：七字原作"目睛黄者酒之毒"，疑涉上行"目睛黄者酒之毒"句而误重，据《明目良方》各本"目疾证候总论"及《七十二症全书·眼疾证候总歌》改。

⑩ 数：《七十二症全书·眼疾证候总歌》作"积"。

眼见赤花肝之虚①，目涩倒睫脏腑②虚。

两目赤肿风毒攻③，眼珠突出脏不和。

目中虚血决阴旺④，大病后昏脏不和。

阳毒病后下元虚，阴毒病后热气攻。

过⑤水眼昏肾受湿。孕妇目昏肝不足，

产后晕昏血气衰。小儿赤烂胎风热，

小儿班疮⑥胎受毒。小儿白障肺壅实⑦，

小儿生翳感风热。小儿雀目肝不和，

小儿青盲肝经虚。小儿生疮胎秽湿⑧，

小儿疳眼五脏虚⑨。青盲有翳肝风热。

睊目⑩之疾风邪克⑪，眼内出脓阴气攻。

①　眼见赤花肝之虚：《七十二症全书·眼疾证候总歌》此七字在"眼珠突出脏不和"句后。

②　涩：《七十二症全书·眼疾证候总歌》作"毛"。腑：原误作"哺"，据《明目良方》各本"目疾证候总论"改。

③　两目赤肿风毒攻：《七十二症全书·眼疾证候总歌》"肿"作"者"，此七字在前"数年赤者肝受风"句后。

④　目中虚血决阴旺：《七十二症全书·眼疾证候总歌》此句作"眼中虚血厥阴旺"，在前"目涩倒睫脏腑虚"句后。

⑤　过：《七十二症全书·眼疾证候总歌》作"遇"。

⑥　班疮：《七十二症全书·眼疾证候总歌》作"瘢痘"。

⑦　实：《七十二症全书·眼疾证候总歌》作"热"。

⑧　小儿生疮胎秽湿：《七十二症全书·眼疾证候总歌》"湿"字作"浊"，义胜。

⑨　小儿疳眼五脏虚：原脱，据《七十二症全书·眼疾证候总歌》补。

⑩　睊（juàn 眷）目：目偏斜而斜视。《准绳·七窍门上》："此证谓幼时所患目珠偏斜，视亦不正，至长不能愈者。"

⑪　风邪：《七十二症全书·眼疾证候总歌》作"肝邪"。

目偏视者①脏腑劳，目眇②者血气凝滞。

两目昏肿热冲脑，或针或割目之损。

用药医师须细审③。

论五轮主病根因

血轮病，因心经大热惊恐生，宜泻心凉肝。

气轮病，因侵冒寒暑忧思生，宜宣肝补心。

风轮病，因肝经热毒气怒生，宜泻肝补肾。

肉轮病，因饮食不节热毒生，宜凉肝泻脾。

水轮病，因酒色过度虚损生，宜补肝补肾。

论五轮病证

大小眦属心，病则赤脉上生，昏热肿痛赤烂，多生浮翳，血灌瞳仁，大眦先赤而传小眦，左眼先患而传右眼，其病在心。

黑睛④属肝，病则昏暗黑花，头疼有泪，其病在肝。

上下睑属脾⑤，病则眼胞肿起，胬肉侵睛，外生小块在廓，名曰偷针，倒睫拳毛，其病在脾。

白睛属肺，病则白睛肿起，多生瘀肉，有泪，白膜侵睛，名曰气障，其病在肺。

---

① 者：原作"音"，据《明目良方》各本"目疾证候总论"和《龙木集·七十二问》"目生偏视者"句改。

② 眇（miǎo 秒）：偏盲，也泛指眼瞎。《春秋公羊传·成公二年》："客或跛或眇。"

③ 须细审：《七十二症全书·眼疾证候总歌》作"细推详"。

④ 睛：原作"暗"。《银海精微·五轮图式》："黑精（睛）为风轮，属肝木。"因据改。

⑤ 脾：原作"肝"。《世医得效方》（下简称"得效方"）卷十六："上下睑属脾胃。"因据改。

瞳仁属肾，病则眼目昏暗，瞳仁青绿，头疼冷泪多，故睹人物若堆烟，视太阳若水花，久而不治，青盲内①障，其病②在肾。

论八廓病证

关泉廓，病主瘀肉侵睛。

水谷廓，病主额角常痛，眵泪多黑花。

会阴廓，病主昏暗泪生。

胞阳廓，病主睑肉赤肿，睛疼多瘀血。

清净廓，病主两眦痒痛泪出。

传道廓，病主昏蒙多泪。

津液廓，病主血丝侵睛，胬肉生睑。

养化廓，病主赤筋，倒睫拳毛。

论五脏所属轮廓贯通

肝属东方甲乙木，在眼为风轮，贯清净廓胆。

心属南方丙丁火，在眼为血轮，贯胞阳廓命门。

肺属西方庚辛金，在眼为气轮，贯传道廓③。

肾属北方壬癸水，在眼为水轮④，贯津液廓⑤。

---

① 内：原作"肉"，据《明目良方·眼科用药便览》"唯有青盲内障二症难医"改。

② 病：原阙，据前文例及《明目良方·论五轮病证》"其病在肾"句补。

③ 传道廓：据本节文例，"廓"后当有"大肠"二字。

④ 水轮：原作"小轮"，据《龙木集·眼论》"肾主水，故曰水轮也"和郑本、存本"论五脏所属轮廓贯通"改。

⑤ 津液廓：据本节文例，"廓"后当有"膀胱"二字。

脾属中央戊己土，在眼为肉轮，贯水谷廓①。

五轮虚实用药法

肾病宜补，肉苁蓉、附子为主。

肝病宜宣，黄芩、柴胡为主。

益肺用人参、五味子为主。

益气用人参、木香为主。

凉心用黄连、大黄、栀子为主。

凉肾用黑牵牛、白牵牛为主。

泻脾用黄连、朴硝为主。

五轮所属主病之图

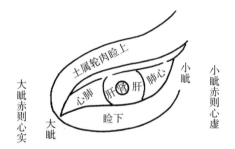

瞳仁大而有窟②者，不治。大小眦为血轮，属心火；黑睛为风轮，属肝木；瞳仁为水轮，属肾水；白睛为气轮，属肺金；上下睑为肉轮，属脾土。瞳仁小而无窟③者，可治。

① 水谷廓：据本节文例，"廓"后当有"胃"字。
② 窟：原作"屈"，据《明目良方·五轮所属主病之图》改。
③ 窟：原作"窟"，据《明目良方·五轮所属主病之图》改。

八廓所属主病之图

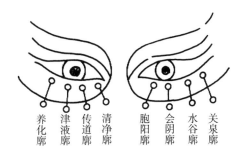

关泉廓属小肠经

水谷廓属肺经

会阴廓属肾经

胞阳廓属命门经

清净廓属胆经

传道廓属太阳经

津液廓属膀胱经

养化廓属肝经

圆翳内障①

肝肾虚　诗曰：

圆翳犹如水上盘②，阴阳大小一般般。

金针一拨分明见，丸散须安肾与肝。

---

① 圆翳内障：也称圆翳，一种晶珠混浊，视力日减，瞳神内最终出现圆形银白色翳障而致视力高度障碍的眼病，与现代医学白内障相似。

② 盘：指"蟾盘"，月亮。此喻圆翳内障状如浑圆无黏滞的水上满月。

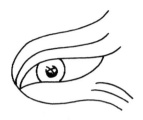

合用镇肝丸①、虎睛丸②、聚宝丸、化毒丸、青金丹、卷云膏。

冰翳内障③

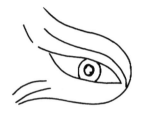

热泪凝结　诗曰：

如冰凝结瞳仁侧，左右看看透里白④。

金针三五如云散，记得当初曾暗黑。

合用羊肝丸⑤、泻肝丸、分珠散。

---

① 镇肝丸：底本同名方有二，药味甚异，并详"明目诸经丸散类"。

② 虎睛丸：原作"虎精丸"，据文义改，"精"与"睛"古字通。

③ 冰翳内障：圆翳内障之一种。《医宗金鉴》（下简称"金鉴"）卷七
七："冰翳内障，瞳色坚实，白亮如冰之状，无论阴处及日中视之皆一般无
二，非若圆翳之明暗有别也。其睛内有白色隐隐透出于外。"

④ 左右看看透里白：《龙木论·冰翳内障》作"傍观瞳子透表白"。

⑤ 羊肝丸：底本同名方有二，并详"明目诸经丸散类"。

滑翳内障①

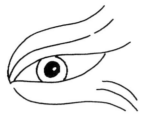

脑脂凝结　诗曰：

初生黄色白凝烟，似水如银珠子连。

若识根源深妙处，金针横拨始安然。

合用还睛丸②、羊肝丸、黄连膏、三花五子丸③。

散翳内障④

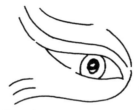

肺家热，脑冰结⑤　诗曰：

---

　　① 滑翳内障：圆翳内障之一种。《目经大成·内障》："乃圆翳未结，针入能散能聚，散之则大珠小珠上下交流，聚之仍合而为一，所谓如水银之走者此也。"

　　② 还睛丸：睛原作"精"，据"小翳内障"症及《明目良方》目录改。方药详"明目诸经丸散类"。

　　③ 三花五子丸：详"明目诸经丸散类"。

　　④ 散翳内障：一种老年性白内障未成熟期翳障。《七十二症全书》卷三："散翳者，翳膜类浓疥疱形状，有重皮包著，内有浆水似脓，或如清鼻涕。初起因肝经积热，风毒上攻，久而生翳，渐渐失明。"

　　⑤ 脑冰（níng凝）结：《庄子·逍遥游》："肌肤若冰雪。"郭庆藩集释："冰，古凝字。"据滑翳内障"脑脂凝结"和本病叙症诗"病源还是脑凝脂"句，"脑冰结"当是"脑脂结"或"脑脂凝结"之意。

两眼昏沉似雾披①，病源还是脑凝脂。

针下往来三五拨，方知真个是明翳②。

合用四物汤、谷精散③、磨风膏、宣肺汤、清金散④、雄猪散。

浮翳内障⑤

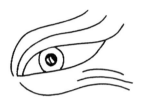

肺家热　诗曰：

乍看白色眼中瑞⑥，阴小看时阳里宽。

用药频频点翳子，烦劳心力必然安。

合用宣肺汤、七宝散⑦、白万膏、细辛散、川芎散。

---

① 披：遮蔽，覆盖。

② 翳：据文义，疑当是"醫"字，因形近而误，考《明目良方》存本正作"醫"。

③ 四物汤、谷精散：方药并详"明目诸经丸散类"。

④ 清金散：疑为"青金散"之误。青金散详"明目洗眼药类"。

⑤ 浮翳内障：老年性白内障未成熟期翳障之一，属圆翳内障范畴。《七十二症全书》卷三：浮者，"乃浮在外，近黄仁金井边"。

⑥ 瑞：明莹貌。

⑦ 七宝散：方药及出处不明。考《银海精微》有同名方，药治详明，或可参考："琥珀、珍珠各三钱，硼砂五分，珊瑚一钱五分，朱砂、硇砂各五分，玉屑一钱，蕤仁三十粒，片脑、麝香各一分。右，将前药俱细研碾如尘埃，方入麝香、片脑、蕤仁三件，再研，熟官绢筛过于罐内，临卧时，以铜箸挑一米大许点于有翳膜处。"

小翳内障①

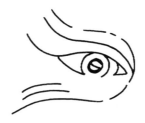

肝肾热　诗曰：

班疮患后忽侵精，隐隐如银似白丁②。

灵宝镇肝丸散服，一年忌慎必须明。

合用化毒丸、还睛丸③、三黄汤、清凉饮子。

沉翳内障④

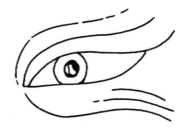

胆肝壅热　诗曰：

---

①　小翳内障：病名疑出《明目方》。《鸿飞集》称"小员翳内障"，症见"瞳仁中有翳，略小员，青白色，阴看则有，阳看则小"。《疡医大全·分别大小圆翳内障论》："瞳仁大小不一，瞳仁大者其翳大，瞳仁小者其翳小。"

②　白丁：白色的小斑块。按"丁"，通"钉"。

③　还睛丸：详"明目诸经丸散类"。下同。

④　沉翳内障：又名深翳。《七十二症全书》卷三："沉翳者，其翳沉在里也，四围与黄仁远离，不相黏带［滞］，翳膜中之好翳也。"

隐隐如沉黑水深①，更如②肝胆热来侵。

可怜黑暗朦胧见，直③候三年始可针。

合用灵宝丹、救睛丹④、羊肝丸、美玉散⑤、二和散⑥。

横翳内障⑦

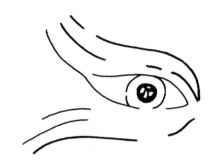

肾虚　诗曰：

翳生眼上薄微微，剑脊⑧之形急早医。

莫待展开遮障后，那时休怨鬼神欺。

---

①　隐隐如沉黑水深：《龙木论·沉翳内障》作"隐隐藏形黑水深"。

②　如：《明目良方·沉翳内障》同。据文义，疑为"加"字，因形近而误。

③　直：当，应当。《经词衍释》卷六："直，犹当也。"

④　救睛丹：疑本方或为"雀目障""睑硬睛疼"等症下"救精丸"之误。

⑤　美玉散：详"明目洗眼药类"。下同。

⑥　二和散：疑为"高风障"症下"二和汤"之误。

⑦　横翳内障：又名横剑脊翳内障，为老年性白内障未成熟期内障之一。《金鉴》卷七七："横翳又名剑脊翳，自瞳仁中映出于外如剑脊，中高边薄，横格于瞳仁中心，色白如银。"

⑧　脊：原作"春"，据《明目良方·横翳内障》改。

合用匀气散、还睛丸、春雪膏①、苁蓉丸、天门冬散。

偃月翳②

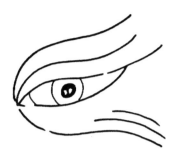

肾热毒　诗曰：

翳生偃月难知觉，睑内上睛微下薄。

涩痛羞明急早医，莫放③月圆之候恶。

合用泻肝散④、定志丸、谷精丸、连翘散⑤。

枣花翳⑥

肝胆热　诗曰：

---

①　春雪膏：《普济方》卷七四有同名方，云出《朱氏集验方》。原方："治眼目赤肿，翳障羞明。硼砂三钱，脑子一钱，通明朴硝半两。上细末，入乳钵研，再用细绢罗过。每用小钱光弦者，点津液沾药末入目中，闭霎时，令药匀方开眼，泪出为度。"

②　偃（yǎn 眼）月翳：又名半月障、偃月翳内障等，因风轮上部与气轮交界处渐生横卧半弦月状灰白色翳膜而得名。《得效方》卷十六："此疾膜如凝脂，一边浓，一边薄，如缺月，其色光白无瑕疵。"

③　放：使，教，让。《诗词曲语词汇释》卷一："放，犹教也，使也。"

④　泻肝散：底本同名方有三，并详"明目诸经丸散类"。

⑤　连翘散：详"明目诸经丸散类"。

⑥　枣花翳：又名枣花翳内障、枣花障证等，属圆翳内障范畴。《金鉴》卷七七："枣花内障者，风轮傍边白睛之内映出白翳，如枣花锯齿之状。"又指与现代医学角膜变性相似的黑睛生翳状如枣花者。

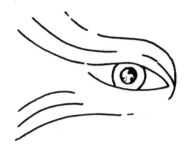

周回锯齿枣花形，涩痛皆因泪结成。

无时热泪须频落，去风止泪即能明。

合用谷精丸、分珠散、蝉花散①、青金散②。

白翳黄心③

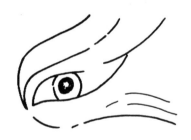

肝肾热　诗曰：

脑脂凝结白如霜，厚处还即在中央。

金针拨去仍依旧，方信明医妙述④良。

---

① 蝉花散：详"明目诸经丸散类"。

② 青金散：详"明目洗眼药类"。

③ 白翳黄心：底本"白"字原脱，据《明目良方》各本"白翳黄心"
补。本症又名黄心翳或白翳黄心内障，属圆翳内障范畴。

④ 述：通"术"。《逸周书·命训》："六方三述。"孔晁注："述与术
同。"考《明目良方》各本"白翳黄心"正作"术"。

合用谷精散①、川芎散、镇肝散、二和散、三花五子丸。

黑花翳②

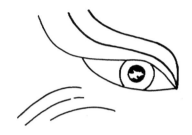

肾虚　诗曰：

黑花睛翳凝青色，上下飞蝇伏难测。

此病皆因睛血虚，补肾调肝免他厄。

合用还睛丸、四物汤、灵宝丸③、青金散。

风变内障④

血气皆虚　诗曰：

乌绿青红及黑黄，证候难交⑤视睹光。

---

①　谷精散：详"明目诸经丸散类"。

②　黑花翳：又名黑水凝翳内障、黑花凝翳内障，为老年白内障成熟期内障之一，属圆翳内障范畴。

③　灵宝丸：郑本、存本同底本，树本作"灵宝丹"。"明目洗眼药类"有灵宝散而无本方。

④　风变内障：青绿乌黄黑五种风变内障的总称。《金鉴》卷七七："内障初患，尚未失明之证也。久而变成五风之证，瞳变黄色者名曰黄风，变绿白色者名曰绿风，变黑色者名曰黑风，变乌红色者名曰乌风，变青色者名曰青风。"

⑤　交：《明目良方》各本"风变内障"症均作"教"。按"交"，通"教"。《周礼·大行人》"归脤以交诸侯之福"孙诒让正义："交，《大戴礼》作教，字通。"

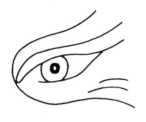

后有脑脂凝结就，任将针拨未明妨。

合用还睛丸、镇胆丸。

雷头风①

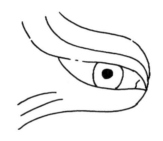

上热下虚　诗曰：

一回发后最堪伤，太阳疼痛不寻常。

两眼八廓俱紧痛，急早求医免失光。

合用太阳丹②、川芎散、朱分丹。

---

　　① 雷头风：一种因目病致头部剧痛且感头中雷鸣作响的眼病，又名雷头风变内障或雷头风变内障或雷头风内障。《金鉴》卷七七："雷头风内障，初患之时，头面多受冷热，毒气冲入头中，致头内响声如风如雷，头旋发热。日久冲入眼内，脑汁下注，瞳仁变色，瞳或大小不定。"

　　② 太阳丹：《异授眼科》有治雷头风同名方，或可参考。

惊振外障①

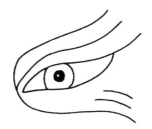

血凝滞　诗曰：

忽因撞损眼睛中，恶血停留在内冲。

晓夜难禁疼与痛，镰②除瘀血始无凶。

合用退血散③、四顺散、清神散、雄猪散。

丝风内障④

肝胆热　诗曰：

一点形铺⑤似丝装，皆因肾水热风伤。

或开或合如麻米，不睹三光⑥百岁殃。

---

　　① 惊振外障：一种目外伤将治失宜所致的外障眼疾。《准绳·七窍门上》："惊振外障证，目被物撞触而结为外障也。"

　　② 镰：也称镰洗或镰洗术，一种用锋针或外表粗糙的器物轻刺或刮磨眼病部位的治病法。

　　③ 退血散：底本同名方有二，并详"明目诸经丸散类"。

　　④ 丝风内障：此症与老年性白内障初期见症相似，属圆翳内障范畴，因晶珠呈条状或丝状浑浊，故名。《准绳·七窍门上》："丝风内障证，视瞳神内隐隐然若有一丝横经或斜经于内，自视全物亦有如碎路者。"

　　⑤ 铺（pū）：敷设，展开。《小尔雅·广诂》："铺、敷，布也。"胡承珙义证："铺，敷，布，三字古皆通用。"

　　⑥ 三光：《白虎通·封公侯》："天有三光，日、月、星。"此泛指光亮。《医方类聚》卷六四引《龙树菩萨眼论》："三光者，日月火之光者也。"

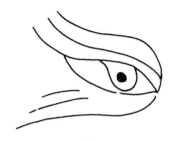

合用灵宝丹、泻肝散、青黛丸①、清神散、川芎散。

乌风障②

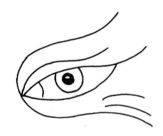

肺受风热　诗曰：

痛痒昏朦似物瞒③，皆因肺受热风蒸。

志心④服此汤丸散，免使从兹黑暗成。

---

① 青黛丸：详"明目诸经丸散类"。

② 乌风障：又名乌风、乌风障症或乌风内障，属青盲范畴。《金鉴》卷七七："乌风者，初病亦与绿风之证不异，但头痛而不旋晕，眼前常见乌花，日久瞳变乌带浑红之色。"

③ 瞒：眼皮低垂。《说文·目部》徐锴繫传："瞒，目睑低也。"此指遮蔽，蔽覆。《龙木论·乌风障》："眼无痛痒头不疼，渐渐昏朦似物瞒。"

④ 志心：诚心，专心。

合用宣肺汤、四物汤、清神散、川芎散①。

黑风障②

肝虚热　诗曰：

此病皆因肝受③虚，致令时见黑花飞。

急宜频服生津药，免教④变作五风为。

合用镇肝丸、祛毒散⑤、青金散⑥、密蒙花散⑦。

雀目障⑧

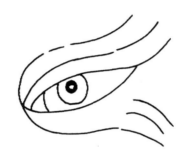

肝肾虚　诗曰：

---

① 川芎散：《明目良方》各本"乌风障"清神散方下有"川芎"二字，据"白翳黄心""雷头风"症所列方名考之，疑"川芎"由"川芎散"夺"散"所致，因据补。

② 黑风障：又名黑风内障，为五风变内障之一，属青盲范畴。《得效方》卷十六："黑风，此眼与绿风候相似，但时时黑花起。"《金鉴》卷七七："黑风者……日久瞳变昏黑之色。"

③ 受：《明目良方》各本"黑风障"均作"气"，义胜。

④ 教（jiāo 交，今或读 jiào 叫）：令，使，让。

⑤ 祛毒散：郑本同底本，树本、存本"散"字作"丸"。

⑥ 散：原字残破漫漶，据《明目良方》各本"黑风障"补。

⑦ 密蒙花散：详"明目诸经丸散类"。

⑧ 雀目障：又名夜盲、雀目昏睛。《诸病源候论·雀目候》："人有昼而晴明，至暝则不见物，世谓之雀目。"

肝脏虚劳积外邪，微眙三光似物遮。

朦胧如见飞蝇状，不觉看看成枣花。

合用镇肝丸、羊肝丸、救睛丸、卷①帘散、春雪膏。

高风障②

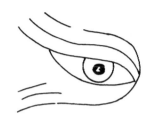

血气不足　诗曰：

阳气不足阴气衰，黄昏前后见难为。

皆因欲作青盲候，到老终须似月亏。

合用四物汤、匀气散、夜明散、清神③散、二和汤④。

黄风障⑤

肾虚热　诗曰：

---

① 卷：原作"养"，据"神祟疼痛""明目洗眼药类"卷帘散及《明目良方》各本"雀目障"改。卷帘散方药详"明目洗眼药类"。

② 高风障：又名高风雀目、高风雀目内障等。《目经大成》："《瑶函》名此证曰高风障，义不可解。"《杂病源流犀烛·目病源流》："亦有生成如此，并由父母遗体……不必治，治亦无效。"

③ 清神：原作"神清"，据"惊振内障""丝风内障""胞肉胶凝"等症及《明目良方》各本"高风障"改。

④ 二和汤："沉翳内障"症作"二和散"。

⑤ 黄风障：五风变内障之一，又名黄风或黄风内障。《准绳·七窍门上》："（绿风内障）乃青风变重之证，久则变为黄风。"又指高风雀目内障失治所致重症。《医通》卷八："黄风内障证，瞳神已大而色昏浊为黄也。病至此，十无一人可救。"

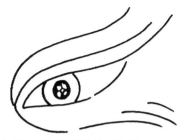

肝虚目暗不分明，后来涩痛如针刺。

热泪频倾羞见日，五风变动真来的。

合用洗心散①、四物汤、美玉散、二和散、三花五子丸。

伤寒后患

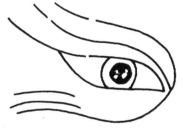

肺热血凝　诗曰：

阳证伤寒病有因，致令赤脉肺家侵。

大小眦头频涩痛，急早求医免翳侵。

合用宣肺汤、退血散、四物汤、美玉散、二和散。

玉翳外障②

脾肺积热　诗曰：

---

①　洗心散：详"明目诸经丸散类"。

②　玉翳外障：又名玉翳浮满外障、玉翳浮睛或玉翳遮睛。《银海精微·玉翳浮睛》："初则红肿，赤脉穿睛，渐渐生白翳膜，初时如碎米，久则成片遮瞒乌睛，凝结如玉色，名曰玉翳遮睛。""日久积累，血凝不散，结成白翳，遮瞒瞳仁，如玉色相似。"

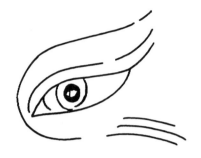

赤脉纵横二眦中，时时疼痛泪频冲。

此疾皆因脾肺热，渐生血翳损双瞳。

合用拨云散①、退血散、镇心丸②、青金散。

聚开翳障③

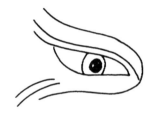

脾风热　诗曰：

翳生聚散宛如云，才去还生是有因。

---

　　① 拨云散：方药及出处不详，《银海精微》有同名方，药治详明，或可参考。

　　② 镇心丸：原作"镇丸散"，据"双目睛通""疔眼"等症及《明目良方》各本"玉翳外障"改。

　　③ 聚开翳障：又名聚散障、浮萍障、星月聚散、时发时散翳。《准绳·七窍门上》："聚开障证，谓障或圆或缺，或浓或薄，或如云似月，或数点如星，痛则见之，不痛则隐，聚散不一，来去无时。"

风热冲脾①凝睑肉，合眼如胶蘸②却睛。

合用洗心散、雄猪散、青黛散、磨翳膏③。

睑黏睛睥④

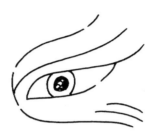

风热相系　诗曰：

两睑粘睛何所论，睑翻突与出睛平⑤。

皆是脾家风热系，致令瘀血滞真⑥睛。

合用洗心散、祛毒散、分珠散、美玉散、清凉饮⑦。

---

① 脾：据文义当作"睥"，疑"脾""睥"因形近而误。

② 蘸：据文义恐当作"粘"，疑因音近而误。

③ 磨翳膏：疑出《圣济总录》，主治目生膜肤翳。《得效方》卷十六载其方药为"空青二钱，片脑三钱，蕤仁一两，口含去皮壳"，与《普济方》卷八十所引《圣济总录》磨翳膏同。

④ 睑粘睛睥（pì 僻；今也读 bì 痹）：又名内睥黏轮、两睑黏睛外障，多见于椒疮重症或烧伤损目等。睥，此指眼皮。《准绳·七窍门上》："睥肉黏轮，目内睥之肉与气轮相黏不开。"

⑤ 睑翻突与出睛平：《明目良方》各本"睑黏睛睥"同底本。据文义，疑当作"睑翻突出与睛平"。

⑥ 真：《明目良方》各本"睑黏睛睥"作"其"，义胜。

⑦ 清凉饮：存本、郑本同，底本"小翳内障"症作"清凉饮子"。

膜入水轮①

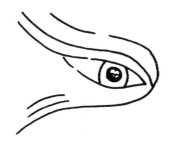

肺热毒　诗曰：

肺脏多因热毒冲，致令膜入水轮中。

志心频服驱风毒②，免得朦胧黑翳攻。

合用宣肺汤、糖煎散③、美玉散、牛蒡子丸。

赤脉深翳④

心肺热　诗曰：

白睛赤脉贯瞳仁，涩痛羞明痒不禁。

此疾多因心肺热，攒竹迎风便好针。

合用糖煎散、洗心散、宣脾汤、黄连散⑤。

---

　　① 膜入水轮：又名膜入冰轮、膜入瞳神或膜入水轮外障，为一种翳膜侵及瞳神的眼病。《金鉴》卷七七："膜入水轮者，因黑白睛上生疮而起，愈后疮痕不没，渐生翳膜，侵入水轮。"

　　② 毒：《明目良方》各本"膜入水轮"作"药"。

　　③ 糖煎散：底本同名方有二，并详"明目诸经丸散类"。

　　④ 赤脉深翳：又名赤脉侵睛、赤脉传睛，多两眼同病，大小眦赤脉侵睛可发于同一眼内。

　　⑤ 黄连散：本书同名方有二，详后"明目诸经丸散类"及"明目洗眼药类"。

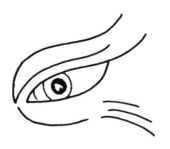

黑翳如珠①

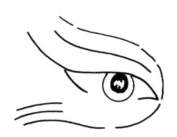

肾气绝，水轮散　诗曰：

黑翳如珠病若何，肾经虚泛致令痾②。

点点散铺③水轮内，十人有九不医多。

合用灵宝散④、还睛丸、卷云散⑤、糖煎散。

---

　　① 黑翳如珠：又名黑翳如珠外障。《龙木论》卷三："此眼初患之时，忽然疼痛难忍，泪出不止，有翳如黑珠子在黑睛上。"

　　② 痾（kē 柯；旧读 ē 婀）：同"疴"，病。此指生病。

　　③ 散铺：原字损毁，据《明目良方》各本"黑翳如珠"补。

　　④ 灵宝散：详"明目洗眼药类"。

　　⑤ 卷云散：方药及出处不详，疑或为《银海精微》"卷云丹"之误。

花翳白陷①

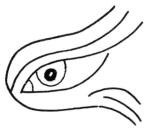

肾虚　诗曰：

翳生睑内隐沉沉，除去风邪莫与针。

若识根源生病处，肉轮恶血气相侵。

合用防己散②、泻肝散③、三花散、青金散。

水瑕深翳④

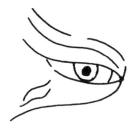

肾虚　诗曰：

①　花翳白陷：又名目生花翳、花翳白陷外障，失治者易成蟹睛。《得效方》卷十六："此白翳旋绕瞳仁，点点如花白鳞砌者。"《审视瑶函·花翳白陷症》："若病慢及瞳神，不甚厚重者，速救可以挽回，但终不能如旧，虽有瞳子，光不全矣。"

②　防己散：详"明目诸经丸散类"。

③　泻肝散：本书同名药方有三，并详"明目诸经丸散类"。

④　水瑕深翳：水瑕或作"水霞"。又名冰蝦翳深、冰翳瑕深、冰瑕深翳外障，多由花翳白陷、混睛障等黑睛疾患或外伤愈后遗留瘢痕翳障所致。《眼科捷径·水霞翳障》："乌珠生翳如葱白，浓淡如水霞之状。"《银海精微》卷之上："冰蝦翳深者，黑睛上生翳如冰蝦形状，因而名曰冰蝦也。"

此翳生来似有无，沉沉隐在水轮铺。

皆因气壅心劳力，早宜服药免睛枯。

合用还睛丸、六阳丹、灵宝散①、桃花散。

混睛外障②

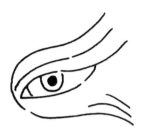

肾虚阳气弱　诗曰：

脑脂凝结流睛内，状若浮云罩碧空。

磨翳膏妙常与点，免教翳障损双瞳。

合用灵宝丹、万金散③、谷精④散、杏霜丸、磨翳膏。

他患生翳⑤

气血凝滞　诗曰：

他患因伤脏腑虚，致令血滞气冲为。

---

① 灵宝散：详"明目洗眼药类"。

② 混睛外障：又名混障证或混睛障。《准绳·七窍门上》："混障证，谓漫珠皆一色之障也，患之者最多。有赤白二证，赤者易治于白者。赤者怕赤脉外爬，白者畏光滑如苔。……年深则睛变成碧色，满目如凝脂赤路，如横赤丝。"

③ 万金散：详"明目洗眼药类"。

④ 精：原作"睛"，据"散翳内障"、"白翳黄心"、"碧翳睛"等症及"明目诸经丸散类"谷精散方名改。

⑤ 他患生翳：又名偶因他患后生翳、因他患后生翳外障。《得效方》卷十六："初则微生翳膜，后则遍睛俱白。有此者，无可治矣。"《龙木论》卷三："初患之时或即赤烂，渐生翳膜，侵睛盖定瞳仁即无所见。医者细看翳心，若不赤黄，犹见光明。"

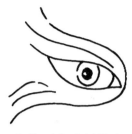

好将磨翳膏常点，免使开张暗黑①珠。

合用退血散、四物汤、青黛丸、长春②膏、祛毒丹、连翘散。

逆顺生翳③

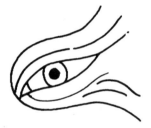

脾肺虚热　诗曰：

上睑生时号名逆，下睑即是顺为名。

睛疼泪出并羞日，急急求医免损睛。

合用退血散、分珠散、宣肺汤、紫金膏④、春珠散。

---

① 黑：郑本同，存本、树本作"血"。

② 春：底本及《明目良方》各本"他患生翳"原作"青"，疑与"春"因形近而误。考底本"明目点眼类"及《明目良方》各本"撞刺生翳""双目睛通"均作"春"，因据改。

③ 逆顺生翳：又名逆顺障证、逆顺生翳外障等。《得效方》卷十六："翳自上而生下者为逆，自下生上者为顺。"《准绳·七窍门上》："凡见风轮际处，由白珠而来无数粗细不等赤脉，周遭圈圆侵入黑睛，黑睛上障起昏涩者即此证。"

④ 紫金膏：详"明目洗眼药类"。

鸡冠蚬肉①

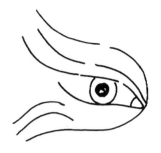

脾虚血滞　诗曰：

睑肉翳生名蚬肉，或青或黑痛难禁。

此病皆因凝血滞，将刀镰去免根深。

合用退血散、宣肺汤、分珠散、磨翳膏、川芎散。

睑生风粟②

脾受热毒　诗曰：

两睑疼痛涩难开，此病皆因脾毒来。

点点肉轮如粟大，泻气除风始免灾。

合用退血散、泻肝散、美玉散、应痛膏、三花五子丸。

---

　　① 鸡冠蚬（xiǎn 显）肉：又名鸡冠蚬肉外障、奚魁蚬肉。蚬，淡水中或河流近海处一种软体动物，介壳圆形或心脏形，肉似鸡冠。《得效方》卷十六："翳生在睑内，如鸡冠蚬肉，或青或黑，须翻出看之，阻碍痛楚，怕日羞明。"《准绳·七窍门上》："多生眦眦之间，然后害及气轮而遮掩于目。"

　　② 睑生风粟：又名粟眼、粟疮或睑生风粟外障。《银海精微》卷上："睑生风粟者，睑间积血年久……致令胞睑之间渐生风粟如米，甚如杨梅之状，摩擦瞳仁，黑睛有翳。"

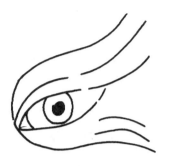

漏睛脓出①

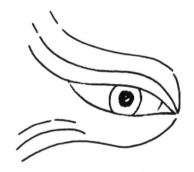

脾热风毒　诗曰：

原因风热睑中停，凝结如脓似泪倾。

驱毒除风无别病，黄连膏子点双睛。

合用糖煎散、密蒙花散、三和散。

---

① 漏睛脓出：又名目脓漏疾或漏睛脓出外障。《得效方》卷十六："漏睛脓出，眦头结聚生疮，流出脓汁，或如涎水黏睛上下，不痛，仍无翳膜。"《原机启微》卷上："内眦穴开窍如针目，按之则沁沁脓出。"

蟹睛眼①

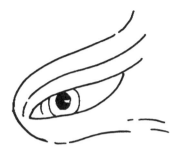

心肺受②壅热　诗曰：

血轮赤血气相③凝，涌④起周回睛陷深⑤。

泪倾拭了还重有，镰除瘀血太阳针。

合用宣肺汤、万金汤⑥、细辛散、春雪膏。

胞肉胶凝⑦

脾热毒　诗曰：

---

①　蟹睛眼：又名蟹睛突起、蟹睛眼疼痛外障，为黑睛病严重阶段溃破穿孔后的变症之一。《太平圣惠方》（下简称"圣惠方"）卷三三："当黑睛上生黑珠子，如蟹之目，故以为名焉。"《准绳·七窍门上》："蟹睛证谓真睛膏损，凝脂翳破坏风轮，神膏绽出黑颗，小则如蟹睛，大则如黑豆，甚则损及瞳神。"

②　受：原字漫漶，据《明目良方》各本"蟹睛眼"症补。

③　相：原字残破，据《明目良方》各本"蟹睛眼"症补。

④　涌：《明目良方》各本"蟹睛眼"症作"漏"。

⑤　深：原字漫漶，据《明目良方》各本"蟹睛眼"症补。

⑥　万金汤：考"明目洗眼药类""明目点药类"有"万金散"和"万金膏"而无本方。

⑦　胞肉胶凝：又名胞肉凝脂、胞肉胶黏或胞肉胶凝外障。《得效方》卷十六："胞肉胶凝，眼胞皮内有似胶凝，肿高如桃李者，时时出热泪。"《古今医统·胞肉凝脂》："久则眼胞内生肉翳如粟米，破烂如桃胶之象。"

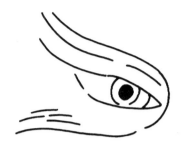

两睑虚浮肿不开，热气泪积变成灾。

如胶黏腻羞见①日，去除瘀血药相催。

合用糖煎散、清神散、二和散、密蒙花散。

珠突出眶②

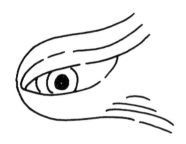

脾肺血气相系　诗曰：

默于睛肉频频痛，忽然突出在眶中。

---

① 见：《明目良方》各本"胞肉胶凝"症作"看"。

② 珠突出眶：又名肝胀、睛凸或目珠子脱出，症见眼珠骤然外突，多单眼发病，轻者尚含睑内，重则凸于眶外，多发于低头、呕吐、大怒、屏息或外伤时，平仰则复原。《准绳·七窍门上》："珠突出眶证，乌珠忽然突出眶也，与鹘眼证因滞而慢慢胀出者不同。"

不是医人夸妙手，药到消除没病踪①。

合用分珠散、宣肺汤、糖煎散、清神散、川芎散。

神祟疼痛②

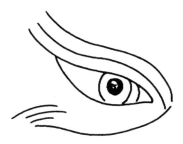

三焦热　诗曰：

忽然疼痛如针刺，泪出羞明热渐侵。

早服泻肝丸与散，太阳风府便加针。

合用泻肝汤③、洗心散、退血散、川芎散、卷帘散、黄连膏。

旋螺突起④

肾虚热风毒　诗曰：

---

① 药到消除没病踪：《目经大成·晴凸》："凡出，未全离睑而神色不变，可乘热捺入，但筋脉损动，终是无光；凸而犹含者易入，光且不熄；若悬空如铃，膏液转为血肉，不能救矣。"

② 神祟疼痛："祟"原作"崇"，"疼痛"原漫漶不清，并据《龙木论·神祟疼痛外障》改。本病眼部外观无异而突然痛如针刺火烤，发歇不定。《银海精微》卷上："痛如神祟旧无根基，只依痛甚怪异，或日痛而夜愈，或夜痛而日愈，如艾之灸，针之刺，忽来忽往，无踪无迹，号曰痛如神祟。"

③ 泻肝汤：详"明目诸经丸散类"。

④ 旋螺突起：又名胞螺突起、泡罗突睛或旋螺尖起外障。《准绳·七窍门上》："旋螺尖起证乃气轮以裹乌珠，大概高而绽起如螺蛳之形，圆而尾尖，视乌珠亦圆绽而中尖高，故曰旋螺尖起。"

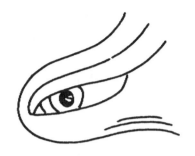

热风相系肾家虚，热气相冲并损珠。

脑脂凝结兼头痛，似此之刑①莫与医。

合用药黑豆、还睛丸、蝉花散②、二和散、磨睛膏③。

拳毛倒睫④

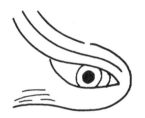

脾受风热　诗曰：

眼中风热泪连连⑤，涩痒频揩⑥作此因。

---

①　刑：《明目良方》各本"旋螺突起"均作"形"。《读书杂志·管子第五》："以刑役心。"王念孙按："形、刑古字通。"

②　蝉花散：详"明目诸经丸散类"。

③　磨睛膏：据文义，"睛"疑当作"翳"，考本书"聚开翳障"及《准绳·聚开障证》正作"磨翳膏"。

④　拳毛倒睫：又名倒睫拳毛、睫毛倒拳、倒睫拳挛。《原机启微·论倒睫赤烂》引李杲："夫眼生倒睫拳毛者，两目紧急，皮缩之所致也。"《准绳·七窍门上》："倒睫拳毛，眼睫毛倒卷入眼中央是也。"

⑤　连连：义同"涟涟"，泪流不断貌。

⑥　揩：原作"楷"，文义不属，据树本改。

倒睫拳毛铺刺痛，致令滞血损瞳仁。

合用退血散、清神散、区毒散①、石燕散②、青金散、桃花散。

碧翳瞒③

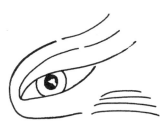

肺风壅滞　诗曰：

脑脂凝结白睛停，薄④薄轻笼淡淡清⑤。

或然旬日⑥一回暗，忽尔时时又却明。

合用宣肺汤、万金散、谷精散、卷云膏、美玉散。

鹘眼凝睛⑦

上热下虚　诗曰：

---

①　区毒散：据底本黑风障、睑黏睛睥、班疮生眚、白睛胬起等证，疑或为"祛毒散"之误。

②　石燕散："石燕"两字残破漫漶，据《明目良方》各本"拳毛倒睫"补。

③　碧翳瞒：又名碧翳，一种黑睛生青蓝色翳障的眼病。瞒，障蔽之意。《准绳·七窍门上》："暴翳目瞒，皆火热之所为也。"《古今医统》卷六一："碧翳内障，此因风热久亢而生碧翳，淡青色于黑睛上下，不痛不痒，久则失明。"

④　薄：《明目良方》各本作"瘼"。

⑤　清：《明目良方》各本作"青"，义胜。

⑥　日：原残破为"口"，据《明目良方》各本"碧翳瞒"症改。

⑦　鹘（hú 胡）眼凝睛：又名鹘眼凝睛外障或鱼睛不夜。鹘，一种猛禽，也叫隼。《本草纲目》（下简称"纲目"）"鹘"："鹘，小于鸦而最猛捷。"《准绳·七窍门上》："鹘眼凝睛证……其状目如火赤，绽大胀于睥间，不能敛运转动，若庙塑凶神之目，犹鹘鸟之珠赤而绽凝者。凝，定也。"

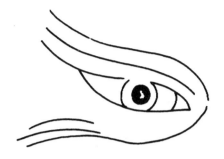

睛突两睑难回转①，五脏上下似粧②成。

要知妙法堪医处，热风一散便安宁③。

合用四物汤、七宝散、连翘散、苁蓉散、天门冬散。

辘轳转门④

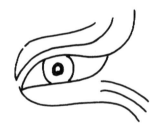

筋脉上注　诗曰：

上睑中脏下睑藏，周回不肯定中央。

---

① 回转：旋转，转动。

② 粧（zhuāng 装）：同"妆"。打扮，修饰。

③ 热风一散便安宁：《龙树眼论·应伏宜治》："鹘眼凝，无方可救。"

④ 辘轳（lùlú 鹿炉）转门：又名辘轳转关、辘轳转关外障、目睛瞤动等。辘轳，一种井上牵引水桶汲水的起重装置。《得效方》卷十六："辘轳转关，此乃睛藏上下睑不能归中，所以言之为辘轳也。"《目经大成·辘轳自转》："目不待心使而自蓦然察上，蓦然察下，倏左倏右，或瞤或摇。……双睛运动不定。"

可怜清净难观看，妙术空夸手下良。

合用聚宝丹、还睛丸、退血散、雄猪散、牛蒡子丸。

打伤损肿①

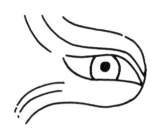

血滞　诗曰：

忽然点②被物惊伤，恶血流归内睑③藏。

迎香针取④瞳仁血，免使终身不见光。

合用四物汤、退血散、美玉散、黄连膏。

撞刺生翳⑤

血聚生翳　诗曰：

撞刺血凝在水轮，致令作害损双晴。

①　打伤损肿：又名被物撞打、打伤损障，今称撞击伤目，指眼部因钝力撞击受伤而无伤口破损者。《鸿飞集·打伤损障》："此眼初患时，被物撞刺着，稍迟治疗不效，使血停积，瘀晴珠下睑眥（眦）之间，久则变生翳膜。"

②　点：《明目良方》各本同底本。据文义，"点"疑当作"眼"。

③　内睑：也称眲内，即现代医学所称睑结膜。

④　取：树本、存本作"刺"。

⑤　撞刺生翳：又名打撞伤损障。一种眼外伤导致的翳障，属惊振外障范畴。《银海精微》卷之上："此症外伤，与患眼生翳不同。患眼者，五脏六腑之毒发出，为有根病也。刺伤者外伤，与内无预。"《龙木论·撞刺生翳外障》："初患之时，因被物撞刺着，治疗不尽，有余痕积血在睑眦之中，致使生翳。"

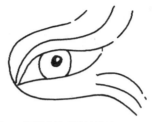

太阳穴与针除血，涩泪羞明渐渐轻。

合用四物汤、退血散、泻肝散、磨翳膏、长春膏①。

血灌瞳仁②

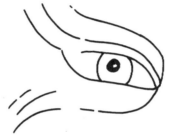

肝胆壅热　诗曰：

肝脏③多因积热攻，致令血灌上睛瞳。

早求妙药令无阻，免教赤肿与朦胧。

合用四物汤、退血散、二和散、青金散洗。

---

① 长春膏：详"明目点药类"。

② 血灌瞳仁：又名血灌瞳神、血灌瞳仁内障。本病包括现代医学多种原因所致玻璃体积血和前房积血症。《准绳·七窍门上》："血灌瞳神证，谓视瞳神不见其黑莹，但见其一点鲜红，甚则紫浊色也。病至此，亦甚危且急矣。"

③ 脏：《明目良方·血灌瞳仁》作"胆"。

眯目飞杨①

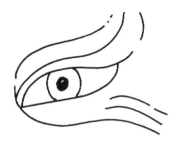

肾虚　诗曰：

有时因出野郊中，默②枕③狂风尘土④。

如丝疑住瞳⑤人上，渐成翳膜与朦胧。

合用糖煎散、青金散、黄连膏、退血散。

天行赤眼⑥

三焦积热　诗曰：

---

①　眯目飞杨："眯"原作"脒"，据《明目良方》各本改。"杨"，《审视瑶函》作"扬"。本症又名眯目飞尘、眯目飞尘外障，指细物入眼而嵌附目珠表层使难于睁视者。《圣惠方》卷三三："夫眯目者，是飞扬诸物、尘埃之类入于眼中黏睛不出，遂令疼痛难开也。"

②　默：犬悄声逐人。此犹言不知不觉地，毫无觉察地。

③　枕：《明目良方》各本"眯目飞杨"作"被"。

④　土：原作"王"，据《明目良方》各本改。

⑤　疑：通"凝"。《尔雅·释诂下》："盍，疑也。"郝懿行义疏："疑，通作凝。"考《明目良方》各本正作"凝"。瞳：原作"瞳"，据《明目良方》各本"眯目飞杨"改。

⑥　天行赤眼：又名天行赤目、天行气运、暴赤肿痛眼、天行赤眼障等，今多称暴发性火眼。《银海精微》卷之上："天行赤眼者，谓天地流行毒气，能传染于人，一人害眼传于一家，不论大小皆传一遍，是谓天行赤眼。……此症只气候瘴毒之染，虽肿痛之重，终不伤黑睛瞳仁也。"

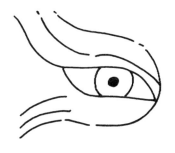

疠气热气号天行，更兼内热积相连。

涩泪睛疼并畏日，一眼才开一眼传。

合用退血散、青金散、川芎散、应痛散。

暴赤生疮

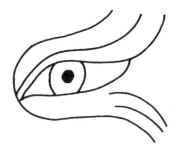

脾肺热　诗曰：

忽然两目羞明热，况复盈盈热泪倾。

只因有泪频揩拭，致使生疮睑内凶[①]。

合用泻肝散、美玉散、二和散、三花五子丸。

---

① 凶:《明目良方》各本"暴赤生疮"症作"蒸"，当是。

睑硬睛疼①

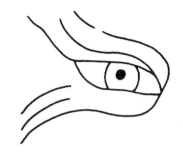

肝热上攻　诗曰：

肝热难开似引砂②，涩泪睛疼血障遮。

里内虽镰除瘀血，药当宣肺去风邪。

合用洗肝散、雄猪丸③、救睛丸、美玉散。

痛如针刺④

心家壅热　诗曰：

忽然疼刺痛如针，皆因积热伏于心。

---

① 睑硬睛疼：又名睑硬睛疼外障。一种眼部瘀血症。《得效方》卷十六："睑硬睛疼，睑中红赤而坚硬，眼睛疼痛而泪出无时，怕日羞明。"《龙木论·睑硬睛疼外障》："此眼初患之时，胞睑赤胀，肿硬难开，泪出疼痛，还从一眼先患，后乃相牵俱损，渐生翳膜昏暗。"

② 似引砂：《审视瑶函》卷之三作"睑热睛疼似擦沙"。指眼中如沙粒碜擦而涩痛不适。

③ 雄猪丸：散翳内障、惊振外障、聚开翳障、辘轳转门等症"丸"均作"散"。

④ 痛如针刺：又名眼痛如针刺外障。其症可见黑睛生翳，或目珠突然痛如针刺等。《圣济总录》卷一一三："凡目痛如针刺者，初患之时，微觉头目眩，目系常急，夜卧涩痛，泪出难开，久则发痛，时如针刺。……久则渐生障翳，两目俱损。"

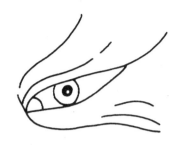

早求汤医除根病，莫待看看翳障侵。

合用退血散、万金散、宣肺汤、聚宝散①、牛蒡子散。

痒极难任②

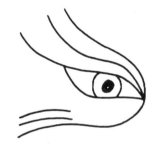

心肝热 诗曰：

头疼痛痒极难禁，都因风热损肝心。

瞳子气连清净腑，他时翳障渐来侵③。

合用四物汤、万金散、青金散、没毒膏。

---

① 聚宝散：详"明目诸经丸散类"。

② 痒极难任：《龙木论》"任"作"忍"。任：担当，承受。《得效方》卷十六："痒极难任，眼痒极甚，瞳子连眦头间皆痒，不能收睑。"

③ 他时翳障渐来侵：《明目良方》各本同。《龙木论》作"遭他风热上来侵"。

瞳仁干缺①

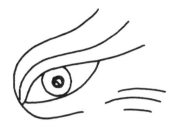

虚极　诗曰：

瞳仁干缺小全无②，隐隐如冰黑作模③。

皆是脑脂凝结障，纵施妙药也须枯。

合用还睛丸④、还宝丹、羊肝丸。

孩儿患眼⑤

胎风赤热　诗曰：

---

① 瞳仁干缺：又名瞳神缺陷、瞳神干缺外障等。《得效方》卷十六："瞳仁干缺，此证其睛干涩，全无泪液，或白或黑，始则疼痛，后来稍定而黑不见。此证不可治疗。"《银海精微》卷之上："瞳仁干缺者……金井不圆，上下东西如锯齿，偏缺参差，久则渐渐细小，视物朦朦，难辨人物。"

② 小全无：《明目良方》各本同。《龙木论·瞳人干缺外障》作"水金无"。《普济方》作"水全无"，义胜。

③ 隐隐如冰黑作模：《明目良方·瞳人干缺》同底本，《龙木论》作"或黑或白作形模"，《普济方》作"或黑或白作形膜。"

④ 还睛丸：《明目良方》各本与下"还宝丹"顺序互乙。

⑤ 孩儿患眼：又名胎风赤烂外障。《龙树眼论·辩诸般眼病疾不同》："若眼从小即两眦头赤烂或痒，有时发甚者，名曰胎赤。"《得效方》卷十六："胎风赤烂，小儿初生下便有此证，至三四岁双目红而眩边赤烂，时复痒痛，经年不安。"

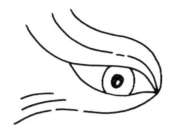

褓褓之中受热风，更加邪气两相侵①。

时时赤烂频流泪，不久翻成倒睫踪。

合用洗心散、槐花散、细辛散、三花五子散②。

气壅如痰

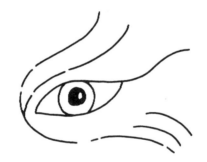

肝胆风热　诗曰：

似物朦胧两睑中，如痰白沫壅睛瞳。

夜深添热并头痛，此是肝邪胆受风。

---

① 侵：《明目良方·孩儿患眼》作"攻"，疑是。风、攻、踪三字为韵。

② 散："滑翳内障""白翳黄心"诸症、"明目诸经丸散类"附方及《明目良方》各本均作"丸"。

合用泻肝散、糖煎散、定志膏①、白羡膏②。

无时流泪

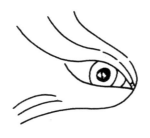

脾肝③虚　诗曰：

迎风泪出拭还流，每到秋冬发不④休。

皆因肝脏伤邪冷，眦头针刺始无忧。

合用六阳丹、糖煎散、青金丹、美玉散、天门冬散。

暴风客热⑤

脾肺风热　诗曰：

忽然先痒后朦胧，时渐昏昏似雾中。

志心服药除风热，攒竹迎香针有功。

---

①　膏："偃月翳"症下"膏"字作"丸"，当是。
②　白羡（tí 题）膏：白羡，所指不详。
③　脾肝：《明目良方》各本"无时流泪"症均作"肝脾"，当是。
④　不：底本及《明目良方》各本原作"下"，据文义改。
⑤　暴风客热：又名暴风客热外障，俗称暴发火眼。《银海精微》卷之
上："暴风客热者，肝肺二经病，故白仁生虚翳，四围壅绕，朝伏黑暗，凹入
白仁，红翳壅起，痛涩难开。……暴者，乍也，骤也，陡然而起。"

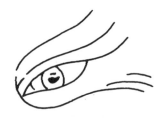

合用洗心散、化毒丹、青黛散、二和①散、青金散。

黄膜上冲②

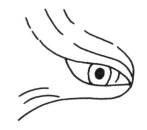

脾胃热　诗曰：

从下生如偃月③形，黄色冲冲膜上睛。

此病因伤脾胃热，莫令变作色青青。

合用羊肝散、紫霞丹、黄连膏、灵宝散、分珠散。

---

①　和：原作"合"，据"沉翳内障""白翳黄心""高风障"等症及《明目良方·暴风客热》下"二和散"改。

②　黄膜上冲：又名眼黄膜上冲外障，因黑睛黄仁间积脓状如黄膜而名，《目经大成》称黄液上冲。《得效方》卷十六："黑睛从下生，其黄膜上冲，疼痛至甚，闭涩难开。"《审视瑶函·黄膜上冲症》："此症于风轮下际坎位之间神膏内，初起而色黄者，如人指甲根白岩相似。……若漫及瞳神，其珠必破。"

③　偃月：横卧状的半弦月。

赤膜下垂①

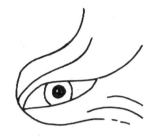

肝受邪气　诗曰：

黑睛上面赤来遮②，如同顺醫③到生花④。

此因客热肝家积，迎香针去血些些。

合用退血散、糖煎散、泻肝散、美玉散、二和散。

双目睛通⑤

肝受邪气　诗曰：

---

①　赤膜下垂：又名眼赤膜下垂外障、垂帘膜、垂帘醫等，症见眼中赤脉密集如膜，从黑睛上缘垂向黑睛中央，甚者遮蔽黑睛。《龙木论》卷六："此眼初患之时，忽然赤涩，泪下痛痒，摩隐瞳仁，黑睛渐生醫障，赤膜下垂，直覆眼睛。"

②　黑睛上面赤来遮：《龙木论·眼赤膜下垂外障》作"黑睛从上直来遮"。

③　醫：据文义，当作"醫"。

④　到生花："到"，"倒"。"花"字原漫漶不清，据树本、存本补。

⑤　双目睛通：又名明目、小儿通睛外障。症见两目内斜，俗称斗鸡眼。《得效方》卷十六："小儿双眼睛通者，欲观东边，则见西畔，若振掉头脑，则睛方转。"《金鉴》卷七八："双目睛通，瞻视偏斜，看东反西，视左反右。"

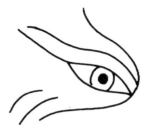

小儿双目号睛通①，欲要看西却又东②。

此病脑中筋带转③，更兼肝脏受邪风。

合用镇肝散、镇心丸、灵宝丹、春雪膏、长春膏、牛蒡子丸。

胞肉生疮④

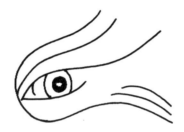

脾经积热　诗曰：

---

① 双目号睛通：《龙木论·小儿通睛外障》作"两目患通睛"。

② 欲要看西却又东：《龙木论·小儿通睛外障》作"欲拟看西又看东"。《明目良方》存本"欲"字作"若"，"又"字各本均作"望"。

③ 此病脑中筋带转：《龙木论·小儿通睛外障》作"振着脑中睛带转"。《准绳·七窍门上》："有因脆嫩之时，目病风热攻损脑筋急缩者；有因惊风天吊带转筋络，失于散治风热，遂致凝滞经络而定者。"

④ 胞肉生疮：《明目良方》各本"胞肉"均作"胞内"。《银海精微》卷上："胞肉生疮……胞肉疙瘩或风粟变而为疮，血热化脓，腐烂腥膜，流汁流脓，浸渍黑睛生翳，眼如朱砂之色。"

胞肉①生疮事有因，形如黑豆睑中存。

涩泪睛疼何所治②，针镰瘀血药频薰③。

合用四物汤、退血散、美玉散、应痛膏④、川芎散。

斑疮生眦⑤

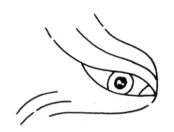

肝家壅热　诗曰：

内脏积毒热相并，冲在轮中损却睛。

白色赤丝流涩泪，此是肺家⑥热毒蒸⑦。

合用明睛丸、祛毒散、分珠散⑧、磨翳膏⑨、美

---

①　胞肉：郑本作"胞内"，树本、存本作"包内"。

②　治：原字残破，据《明目良方》各本补。

③　薰：熏。

④　应痛膏："应"原作"膺"，据底本及《明目良方》各本"睑生风粟"症改。

⑤　斑疮生眦："眦"原残破漫漶，据《明目良方》各本"斑疮生眦"症改。本病乃由痘疮疫毒所致，属斑疮（天花）入眼范畴。《审视瑶函·浊害清和症》："此症专指痘疹以致目疾之谓。"

⑥　肺家：据本证"肝家壅热"成因，此称"肺家"恐误，考《明目良方》各本"斑疮生眦"症均作"肝家"，当是。

⑦　蒸：原字漫漶不清，据《明目良方》各本补。

⑧　散：原字漫漶缺失，据《明目良方》各本补。

⑨　磨翳膏：底本三字漫漶不清，据《明目良方》各本补。

玉散①。

疳眼②

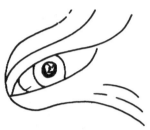

精气不足③　诗曰：

胎中受气不曾全，生时更被热相煎④。

年深泪湿瞳仁散，昏昏如见雾中烟。

合用灵宝丹、镇心丸、青黛丸、防己丸、美玉散。

青盲⑤

肝脏风热　诗曰：

肝脏胎中受热风，至晚昏昏似月笼。

---

　①　玉散：底本三字漫漶不清，据《明目良方》各本补。

　②　疳眼：又名疳伤、眼疳、疳毒眼、小儿疳眼外障等，今称疳积上目。病初起时，暗处视物不清，久则呈毛玻璃状浑浊，晚期常因黑睛溃烂穿孔失明。《审视瑶函·疳伤》："疳症皆因饮食失节，饥饱失调，以致腹大面黄，重则伤命，轻则害目。"

　③　足：原脱，据《明目良方》各本"疳眼"补。

　④　相煎：底本二字漫漶，据《明目良方》各本"疳眼"补。

　⑤　青盲：《得效方》等称小儿青盲。《诸病源候论·目青盲候》："青盲者，谓眼本无异，瞳子黑白分明，直不见物耳。"《准绳·七窍门上》："夫青盲者……俨然与好人一般，只是自看不见方为此证。若有何气色即是内障，非青盲也。"

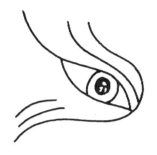

休言近视①如斯月，此是胎中受毒攻。

合用镇心丸、泻肝散、聚宝散、川芎散、天门冬散、光明散②。

星月聚开翳③

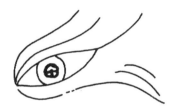

脑热脂凝　诗曰：

数点如星似月明，或时聚散有何因。

---

① 近视：古也称能近怯远症。《目经大成·近视》："此症目禀赋无恙，忽尔只见近而不见远者也。……盖阳衰过阴，病于火者。"《此事难知·诸经头痛》："目能近视，责其有水，不能远视，责其无火。"

② 光明散：详"明目洗眼药类"。

③ 星月聚开翳：又名浮萍障、聚散障、聚开障、星月聚散、夜星聚散、时发时散翳等。《准绳·七窍门上》："聚开障证，谓障或圆或缺，或浓或薄，或如云似月，或数点如星，痛则见之，不痛则隐，聚散不一，来去无时，或月数发，或年数发，乃脑有湿热之故。"

此时①脂凝流未②散，服药频频免损睛。

合用镇心丸、退血散、连翘散、磨睛膏、美玉散。

青膜内障③

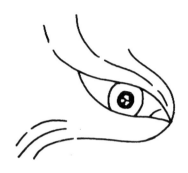

肝虚　诗曰：

青风还与绿风④同，一点瞳仁却被笼。

急去囊中求妙药，免令翳膜损双睛⑤。

合用镇心丸、太阳丹、光明散、三花五子丸。

---

① 时：《明目良方》存本、树本均作"是"，义胜。

② 未：原残损，据《明目良方》各本"星月聚开翳"补。

③ 青膜内障：据本病叙症诗"青风还与绿风同"，疑"青膜"或为"青风"之误。考《圣惠方》《得效方》《龙木论》及《准绳》等正作"青风内障"。本病又称青风或青风障症，起病隐伏，瞳内淡青，视野日窄，最终失明。《准绳·七窍门上》："青风内障证，视瞳神内有气色昏蒙，如晴山笼淡烟也，然自视尚见，但比平时光华则昏日进。急宜治之，免变绿色，变绿色则病甚而光没矣。……不知其危而不急救者，盲在旦夕耳。"

④ 青风：青风内障的别称。绿风：又名绿盲、绿翳青盲、绿风内障，一种常见致盲性眼病，以瞳神散大、瞳色淡绿、睛珠变硬、视力急降等为主症，若失治日久，可衍变为黄风内障而失明。

⑤ 睛：《明目良方》各本均作"瞳"，同、笼、瞳三字为韵，当是。

胬肉侵睛①

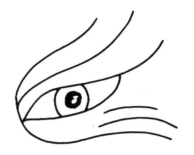

肺热肺虚②气壅　诗曰：

胬肉生来是喜嗔③，致令两眦翳侵睛。

肺热血凝因此作，药与凉肝泻肺经。

合用宣肺汤、糖煎散、卷帘散、磨翳膏、防己散。

白睛胬起

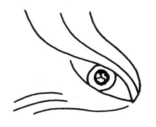

肾虚肺热　诗曰：

---

① 胬肉侵睛：《审视瑶函·胬肉攀睛症》："此症多起气轮，有胀如肉，或如黄油，至后渐渐厚而长积，赤瘀胬起如肉，故曰胬肉。"

② 肺虚：存本作"肝虚"是，本病叙症诗言"药与凉肝泻肺经"可证。

③ 嗔（chēn 瞋）：生气，发怒。

两眦冲起肿兼痛，赤脉如丝更乱横。

此病皆因心肺热，更兼房事饱①饥生。

合用镇肝丸、太阳丹、紫霞丹、祛毒散、糖煎散、美玉散。

睑中生翳②

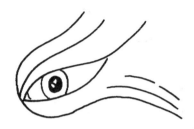

小儿恶血伤睛　诗曰：

睑上如初③麻粟形，忽然如豆睑中呈。

皆因恶血侵肝脏，镰割除根永不生。

合用退血散、泻肝散、光明散、六阳丹、一和散④。

起坐生花⑤

肾虚　诗曰：

---

① 饱：原作"胞"，依文义据存本改。

② 翳：此指眼睑内所生颗粒状硬结。

③ 如初：存本作"初如"，义胜。

④ 一和散：方名疑误，存本及底本"沉翳内障"、"白翳黄心"、"黄风障"等证均作"二和散"，当是。

⑤ 起坐生花：又名坐起生花等。《龙木论·眼坐起生花外障》："眼中别无所苦，惟久坐多时，忽然起后头旋，眼中黑花发昏，良久乃定。"《银海精微》卷上："坐起生花者，此是内障。此症肝血衰。"

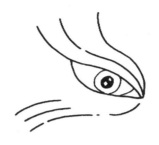

起坐生花是若何？为是心贪酒色多。
酒色这回休恋看，如此方能免此痾。
合用镇心丸、化毒丹、清神散、青金散。

明目①诸经丸散类

洗肝散②

治风热上攻，暴作赤肿，流泪昏暗，羞明翳膜，并皆治之。

大黄煨　栀子去壳　防风去芦　薄荷叶　当归　川芎　羌活　甘草各二两

上为细末，每服二钱，热水调下，食后服。

泻肺散③

升麻　大黄　赤芍药　黄芩　薄荷　栀子　木贼　陈皮　黄连　朴硝　菊花　甘草　防风　五灵脂　葶苈　细辛各等分

上为细末，每服二钱。为散亦可水煎服。老人加枳壳、厚朴，食后服。

洗心散④

当归　赤芍药　甘草　荆芥　麻黄　白术　大黄各等分

上为细末，每服二钱，热水食后调下。

---

① 明目：《明目良方》各本无此二字。

② 洗肝散：出《局方》卷七所引"吴直阁增诸家名方"。原方云"治风毒上攻，暴作赤目，肿痛难开，隐涩眵泪，昏暗羞明，或生翳膜，并皆治之"。

③ 泻肺散：《明目良方》各本作"泻肝散"，当是。

④ 洗心散：出《局方》卷六："治风壅壮热，头目昏痛，肩背拘急，肢节烦疼，热气上冲，口苦唇焦，咽喉肿痛，痰涎壅滞，涕唾稠黏，心神烦躁，眼涩睛疼，及寒壅不调，鼻塞声重，咽干多渴，五心烦热，小便赤涩，大便秘滞，并宜服之。"

温脾散

治诸头风，面肿眼赤。

大黄　赤芍药　朴硝　麦门冬　菊花　生地黄　香附子各等分

上咬咀，每服三钱，水一盏，煎至七分，去滓，食后服。

泻肝汤[1]　治白泪如稀糊在目，白珠肿，睛以[2]猪肝膜。

桑白皮二两　甘草半两[3]　葶苈　地骨皮各一两

上咬咀为散，水一盏半，粳米四十丸[4]粒同煎，食后服。

聚宝散

赤芍药　麻黄　薄荷　芒硝半两[5]　滑石半两[6]　连翘去蒂，半两[7]　看冷热加石膏　黄芩　桔梗　栀子各半两　甘草二两　白术三钱半　荆芥三钱半

上咬咀，每服三钱，水一盏[8]，生姜三片、桑白皮三寸煎。

消风散　治诸风。

茯苓　川芎　羌活　人参　僵蚕　防风　蝉蜕　藿香叶各二两　荆芥二两[9]　甘草二两[10]　厚朴　陈皮各半两

上为细末，茶清调下。

---

[1]　泻肝肠：树本、郑本同，存本作"泻肺汤"，疑是。
[2]　以：郑本、存本作"似"，树本作"如"。
[3]　半两：郑本同，树本、存本均作"五钱"。
[4]　丸：《明目良方》各本作"九"，当是。
[5]　半两：郑本同，树本、存本均作"各半两"，义胜。
[6]　半两：郑本同，树本、存本无此二字。
[7]　去蒂，半两：郑本同，树本、存本并作"各半两，去蒂"。
[8]　盏：郑本同，树本、存本均作"碗"。
[9]　二两：郑本同，树本、存本无此二字。
[10]　二两：郑本同，树本、存本均作"各二两"。

连翘散 治心热眼①赤。

连翘 柴胡 甘草 当归 山栀子 木通 防风 瞿麦
滑石 车前子 牛蒡子 赤芍药各半两 黄芩半两 荆芥两半
蝉蜕钱半 生地黄半两② 黄柏蜜炙③，一两

上咬咀，每服三钱，水一盏半，薄荷煎。

退血散 治白膜侵睛，早晨有冷泪④，乃心气不足。

荆芥 槟榔 麦门冬半两，去心 草决明炒 甘草盐水炙 羌
活 白蒺藜炒，各等分

上为细末，每服二钱，茶清调下。

退血散

当归 赤芍药 木贼 防风 细辛 龙胆草各等分

上咬咀为散，白水煎，先以薰眼，后温服。

八正散 治心热蕴毒，咽干口燥，大渴心忪⑤，面赤
烦躁⑥。

车前子 瞿麦 萹⑦蓄 滑石 甘草 山栀子 木通
大黄

上咬咀为散，每服用灯心煎。

---

① 眼：《明目良方》各本作"目"。
② 半两：郑本同，树本、存本均作"两半"。
③ 蜜炙：郑本同，树本、存本无此二字。
④ 冷泪：又名风泪、风冲泣下、目风泪出、迎风洒泪等。泛指泪水不
循常道时时溢出睑弦，且泪无热感、目无赤痛翳障的眼病，老弱或妊娠分娩
后较多见。
⑤ 忪（zhōng 忠）：惊悸，心跳。《玉篇·心部》："忪，心动不定，惊
也。"《纲目·百病主治药上》："心下悸忪。"
⑥ 躁：原作"燥"，据文义改。
⑦ 萹：原作"扁"，据《本经》改。

小柴胡汤　治血热。

黄芩三两　柴胡半斤　人参二两①　半夏二两半　甘草一两②

地黄散　治心积热，血实瞳仁。

生地黄　玄参　蒲黄　黄连　甘草　黄芩　升麻　大黄

上咬咀为散，白水煎，食后服。

四顺清凉散

荆芥　当归　川芎　防风　赤芍药　甘草　大黄　龙胆草
防己

上咬咀为散，白水煎。

四物汤　虚则凉。

防风　栀子　当归　川芎　防己　龙胆草　赤芍药

上咬咀，白水煎。

防己散　虚则凉。

荆芥　当归　川芎　防风　赤芍药　防己　栀子

上为细末，茶清调下。

糖煎散③　治血灌瞳仁及暴赤目疼痛，或生翳膜。

龙胆草　细辛　当归　防风各二两

上咬咀为散，每服三钱，水一盏半，沙糖一小块同煎。

泻肝散

当归　大黄　赤芍药　黄芩　桔梗　麻黄各等分④

---

①　二两：《明目良方》各本作"三两"。

②　一两：《明目良方》各本作"二两"。

③　糖煎散：出处不详，《杨氏家藏方》《明目良方》《银海精微》《七十二症全书》及《普济方》等所载糖煎散，与此方组成并各有异。

④　各等分：郑本同底本，树本、存本作"各一分"。

上㕮咀，白水煎，温服。

泻肝散

黄芩　淡竹叶　朴硝各一两　栀子一两，炒　大黄半两，炒

上为细末，每服用淡竹叶煎汤调下，新米粓①亦可。

神效镇肝散

菊花　旋覆花　密蒙花　车前子　茺蔚子　方荆子②枸
杞子

上为细末，每服用浓茶及黑豆汤调下。

补肝散

官桂　附子　防风半两③　枳壳　白芷　甘草　荆芥　乌芍
药　川芎各等分

上为散，乌梅一个同煎。

磨翳散

五灵脂　海螵蛸各等分

上为细末，熟猪肝蘸吃。

凉肝散　退翳膜。

龙胆草　黄芩　蛤粉各一两

上为细末，每服二钱，温酒调下。

---

① 粓（gān 甘）：同"泔"。淘米或洗锅碗用过的水。《集韵·谈韵》："泔，或从米。"

② 方荆子：疑当作"萬（万）荆子"，即蔓荆子。考树本、存本正作"万荆子"，郑本作"蔓荆子"。

③ 半两：郑本同底本，树本、存本无"半两"二字。

琥珀明珠散

琥珀一两　防风二两　玄参二两　荆荆子□两①　牛蒡子　草决明　白蒺藜各一两半　甘草一两　细辛　苍术　大黄各一两　甘菊花一两半

上为细末，每服二钱，沙糖水调下，茶清亦可。

蝉花无比散②　治风眼。

石决明　羌活　当归　川芎各三两　蛇蜕一两　蝉蜕二两　防风　茯苓各三两　甘草三两　蒺藜半斤　苍术十二两，米泔浸　赤芍药十三两

上为细末，每服二钱，米泔水调下，茶清调下。又方内加

密蒙花　菊花　黄芩　荆芥　草决明

上为细末，茶清调，治翳膜侵睛。

菊花散　治赤目羞明怕日，沙涩难开，见风有泪，或成翳膜。

菊花一两　防风半两　甘草半两　木贼半两③　川芎　香附子　夏枯子④　羌活各半两⑤　草乌三钱半⑥　荆芥半两⑦　白芷半两⑧

---

①　荆荆子□两：郑本作"蔓荆子一两"，树本、存本作"荆芥子一两"。

②　蝉花无比散：出《局方》卷七，药味及主治、服法并同，仅部分药量稍异。《银海精微》所载同名方无羌活。

③　半两：郑本同，树本、存本无此二字。

④　夏枯子：郑本、存本同，树本"夏枯"后双行夹排"子草"二字。据下治冷泪方、楮实散、通明散诸方，疑"子"当作"草"。

⑤　各半两：郑本同底本，树本、存本无"各半两"三字。

⑥　草乌三钱半：《明目良方》各本作"草乌三钱"，树本、存本"草乌三钱"四字在"甘草半两"后。

⑦　半两：郑本同，树本、存本无此二字。

⑧　半两：郑本同底本，树本、存本均作"各半两"。

上为细末，茶清调下。

密蒙花散①

菊花　石决明　蒺藜炒　木贼　密蒙花　羌活各等分

上为细末，每服三钱，茶清调，食后服。

治气眼方

石决明　草决明　楮实子②　香附子　木贼　甘草　蝉蜕去足　川芎各等分

上为细末，茶清下。

又方

石决明　草决明　香附子　蚌粉各等分

上为细末，每服二钱，茶清调下。

治冷泪方

夏枯草　香附子各等分

上为细末，麦门冬汤下。

又方

用胞枣③一枚，去核④，以花椒二十粒入内，用湿⑤纸裹煨熟，细嚼⑥，白汤下。

---

①　密蒙花散：据《永乐大典》卷一一四一二载，原方出《黄帝七十二证眼论》："密蒙花散，治风气攻注，两眼昏暗，眵泪羞明，并暴赤肿眼。密蒙花拣净，石决明，用时同东流水煮一伏时，取出研末，杜蒺藜炒去尖，木贼，羌活，菊花去梗，各等分。上为末，每服一钱，腊茶清食后调下。"

②　子：《明目良方》各本无此字。

③　胞枣：《明目良方》各本作"大枣"，当是。

④　核：原脱，据《明目良方》各本补。

⑤　湿：《明目良方》各本作"粗"。

⑥　嚼：原作"爵"，据《明目良方》各本改。

立应丸 治冷泪。

象斗子①一个　甘草三两

上为细末，每服二钱，熟水②调下。

楮实散 治冷泪。

香附子一两，炒　甘草半两　夏桑叶一两　夏枯草半两　楮实子半两，去白膜，炒

上为细末，熟水调下，不拘时候服。

白附子散 治虚热。

草决明③　苍术　白附子　菊花各二两　防风　羌活　蝉蜕　荆芥各一两　甘草一两　木贼④　石决明一两　蛇蜕一条，全制过⑤

上为细末，每服二钱⑥，茶清调下。

治赤眼

瓜蒌根　甘草各等分

上为细末，麦门冬汤调下。

又方

用绿豆粉四两，猪胆汁和丸，如梧子大，每服三四丸，含化。

---

① 象斗子：即橡实，又称皂斗或栎实。《说文·艸部》："草（zào，古同皂），草斗，栎实也。一曰象斗。"《纲目·橡实》："栎，柞木也，实名橡斗、皂斗，谓其斗刓剜象斗，可以染皂也。"

② 熟水：树本、存本均作"热水"。

③ 草决明：《明目良方》各本作"草决明一两"。

④ 木贼：《明目良方》各本作"木贼二两"。

⑤ 全制过：底本三字漫漶不清，据《明目良方》各本补。

⑥ 二钱：《明目良方》各本作"一钱"。

治雀目

夜明砂　蛤粉各等分

上为细末，每服二①钱，猪肝一片，二指②大，入药于内，□线③札定，用陈米一合④煮熟，空心吃肝。

蛤粉丸⑤

蛤⑥粉　黄蜡各等分

上，溶化成丸如枣大，用猪肝一二两，批⑦开，入丸在内，麻线扎定，瓷⑧器内煮熟，取出乘热熏眼，至温吃。

治眼脓满⑨不止

黄芪　防风　大黄　黄芩各一两⑩　人参　远志去心　地骨皮　赤茯苓　蒲芦⑪三两

上咬咀，白水煎，食后服。

---

① 二：原脱，据《明目良方》各本补。

② 二指：《明目良方》各本作"三指"。

③ □线：《明目良方》各本作"麻线"。

④ 合（gě 各上）：容量单位名，一升的十分之一。明代一合约折今一百毫升。

⑤ 蛤粉丸：出《三因方》卷十六。

⑥ 蛤：原作"蚌"，据方名及《三因方》蛤粉丸改。

⑦ 批：原作"屾"，字书不载，考《三因方》蛤粉丸原方为"批"字，因据改。下同。

⑧ 瓷：原作"磁"，据文义改。

⑨ 满：据文义及《龙木论》卷之四"漏睛脓出外障"疑当作"漏"。

⑩ 各一两：疑因刻本漫漶所致，树本作"各二两"，郑本、存本均作"各三两"。

⑪ 蒲芦：恐当作"漏芦"，疑"蒲""漏"因形近而误。《本经逢原》卷二："漏芦，为消毒、排脓、杀虫要药。古方治痈疽发背，以漏芦汤为首称。"

泻肝散　治蟹眼睛痛。

防风　羚羊角　远志　桔梗　甘草　赤芍药　细辛　人参
黄芩各等分

上为细末，温水调下①服。

通明散　治男子妇人赤眼涩痛，瘀血翳膜，明②及头痛。

大黄二两　皂角一两③，火煅存性　菊花一两　黄芩半两　赤芍
药　细辛　草果各半两　龙胆草　旋覆花　栀子仁　白芍药各半
两　香附子三钱④，炒去毛

上为细末，每服二钱，水一盏，沙糖一小块，麦门冬四十
粒煎汤调下。若痛，加朴硝，连进三服，立效。

舍⑤露散　治妇人因行月水，出早被冷风吹，因而赤烂
风弦⑥。

甘草　防风　宣连　菊花　当归　赤芍药　川芎　荆芥
黄芩　地骨皮

上为细末，每服一钱⑦，温水调下。

治赤肿眼疼痛

北细辛　当归　赤芍药　黄连　龙胆草各等分

上为散，水煎，入砂糖少许。

---

①　下：《明目良方》各本"泻肝散"无此字。
②　明：《明目良方》各本作"羞明"，义胜。
③　一两：《明目良方》各本均作"一两半"。
④　三钱：原脱，据《明目良方》各本补。
⑤　舍：《明目良方》各本作"金"，义长。
⑥　赤烂风弦：俗称烂眼边，与现代医学溃疡性睑缘炎相似。《准绳·七
窍门上》："风弦赤烂，乃目睥沿赤烂垢腻也。"
⑦　一钱：《明目良方》各本作"二钱"。

三黄丸①　治心家壅热，目赤肿。

黄芩　黄连　黄柏各等分

上为细末，炼蜜为丸，如梧子大，淡竹叶煎汤吞。

小聚宝散

瞿麦②　木通　防风　甘草　蒺藜　牛蒡子③　柴胡　羌活各二两　生地黄一两半

上为散，水一盏半，松毛、薄荷同煎，温服。

人参羌活散④　治目痛⑤开不得，热泪羞明。

人参　羌活　独活　川芎　茯苓　桔梗　天麻　枳壳　甘草　地骨皮　柴胡　前胡

上为散，每服用水一盏半，生姜三片，薄荷七皮⑥，同煎，食后服。

五退散⑦

犀角　蝉蜕⑧各三钱　蛇蜕一条　石决明一两　菊花　草决明　蒺藜炒　密蒙花各一两　大黄一两　当归　木贼各半两

上为末，每服二钱，水一盏，灯心、薄荷煎汤调下。

---

① 丸：原作"元"，据《明目良方》各本改。

② 瞿麦：《明目良方》各本此下有"一两"二字。

③ 牛蒡子：原作"牛"，据《明目良方》各本补。

④ 人参羌活散：出《局方》卷十。

⑤ 痛：《明目良方》各本作"痛肿"。

⑥ 七皮：郑本作"骨皮"，树本、存本作"七叶"。

⑦ 五退散：考《百一选方》《直指方》《澹寮方》《得效方》及《种福堂方》等有同名方，然与此方药味皆不尽同。

⑧ 蝉蜕：原作"退蝉"，《明目良方》各本作"蝉退"，据《本经》"蝉蜕"改。

小儿痘疮①后毒气上攻，目生翳膜及脏腑下痢赤白

枳壳　甘草　黄连　草果　当归　肉豆蔻各等分

上为散，白水煎服。

通神散②　治小儿班疮入目，内生翳障。

白菊花　绿豆皮　谷精草各等分

上为末，每服一钱，干柿一个，米泔水一盏同煎，候水干吃柿，不拘时。可吃三、五、七次，七日可效，远者不③过半月效④。

加味四物汤　治打损眼目。

当归　川芎　白芍药　熟地黄　防风　荆芥各等分

上㕮咀为散，每服三钱，水一盏半，煎至一盏，再入生地黄汁少许，去滓温服，再以生地黄一两，杏仁二十个，去皮尖研细，用绵子裹药，敷在眼上令干，再将瘦猪肉薄切粘于眼上，再服《局方》黑神散⑤。

局方黑神散⑥

蒲黄　熟地黄⑦　肉桂⑧　当归⑨　赤⑩芍药　白羌⑪　甘

---

① 痘疮：《明目良方》各本均作"痘疹"。

② 通神散：《银海精微》所载同名方有石决明。

③ 远者不：原字漫漶不清，据《明目良方》各本补。

④ 效：原脱，据《明目良方》各本"通神散"补。

⑤ 《局方》黑神散：五字原脱，据《明目良方》各本补。

⑥ 黑神散：出《局方》卷九，原方"熟干地黄"前有"黑豆，炒，半升，去皮"七字。

⑦ 熟地黄：《局方》黑神散原作"熟干地黄，酒浸"。

⑧ 肉桂：《局方》黑神散原方此下有"去粗皮"三字。

⑨ 当归：《局方》黑神散原方此下有"去芦，酒制"四字。

⑩ 赤：《局方》黑神散原方无此字。

⑪ 白羌：《明目良方》各本作"白姜"，当是。按，白姜即干姜，见《三因方》。考《局方》黑神散原方正作"干姜"。

草各等分①

上为末，童子小便、生地黄汁相和调服。

法制黑豆

大黄　黄连　黄芩各半两　甘草　密蒙花　朴硝各一两

上为末，用黑豆一升，水三碗，入药煮干，将豆每服十粒②，细嚼，清米③泔送下。

糖煎散④　治风毒气上攻，眼目赤肿，视物不明，隐⑤涩难开。

龙胆草　防己⑥　大黄⑦　荆芥穗　赤芍药　土当归⑧　甘草⑨　防风⑩各一两　川芎半两

上㕮咀为散，每服四钱，水一盏，沙糖一小块同煎。

龙树复明散

白芷　蒺藜炒，一两　甘草半两⑪　夏枯草一两　青葙子一两⑫　人参一两　石决明二两，各炒⑬　川芎二两⑭　黄芩二两⑮　木贼一

---

①　各等分：《局方》黑神散原方作"各四两"。

②　十粒：《明目良方》各本作"二十粒"。

③　米：原作"水"，据郑本改。

④　糖煎散：本方由《杨氏家藏方》卷十一"糖煎散"去"山栀子仁"而成。《七十二症全书》所载同名方有"山乌豆"，煎服法并同。

⑤　隐：原字漫漶，据《明目良方》各本补。

⑥　防己：《杨氏家藏方》糖煎散作"汉防己"。

⑦　大黄：《杨氏家藏方》糖煎散此下有"微煨"二字。

⑧　土当归：《杨氏家藏方》糖煎散作"当归，洗焙"。

⑨　甘草：《杨氏家藏方》糖煎散此下有"炙"字。

⑩　防风：《杨氏家藏方》糖煎散此下有"去芦头"三字。

⑪　半两：《明目良方》各本均作"两半"。

⑫　一两：《明目良方》各本均作"二两"。

⑬　各炒：树本作"炒"，郑本、存本均作"火炒"。

⑭　二两：郑本作"一两"，树本、存本无此二字。

⑮　二两：郑本同，树本、存本均作"各二两"。

两　茺蔚子四两，隔纸炒①　草决明二两②　蔓荆子二两③　生珍珠半两④

上为细末，茶清调下

大泻肺散

当归尾　赤芍药各半两　黄芩一两　桔梗　麻黄　枳壳各半两
桑白皮一两　葶苈半两　地骨皮八钱　旋覆花菊花　玄参各半两
生地黄　白芷　甘草　防风各半两

上㕮咀为散，每服三钱，水一盏半，生姜三片同煎。

治冷泪

香附子　夏枯草　荆芥

上，用葱白六两，细切，同香附子炒令黑色，去葱，将香附子、夏枯草为末⑤，每服三钱，花椒汤调下。

羊肝丸⑥　镇肝明目。

白羯羊⑦肝一具，竹刀开去膜，用新瓦器⑧盛，焙干　细辛一两
熟地黄半两，酒浸　羌活一两　五倍子一两　菊花一两　石决明煅
独活各一两⑨　防风　菟丝子酒浸　茯苓　草决明炒　枸杞子　青
葙子　地肤子　茺蔚子纸炒⑩　杏仁去油皮　肉桂　蒺藜炒　麦门

---

① 隔纸炒：《明目良方》各本无此三字。
② 二两：郑本作"一两"，树本、存本无此二字。
③ 二两：郑本作"一两"，树本、存本均作"各一两"。
④ 生珍珠半两：郑本同，树本、存本无此五字。
⑤ 末：《明目良方》各本作"细末"。
⑥ 羊肝丸：后有同名方，药治多异。
⑦ 羯（jié 竭）羊：阉过的公羊。
⑧ 瓦器：郑本作"磁器"，树本、存本均作"磁礶"。
⑨ 各一两：郑本同，树本、存本无此三字。
⑩ 纸炒：《明目良方》各本无此二字，疑衍。

冬酒浸，去心　蕤仁去油　川当归各一两

上为细①末，炼蜜，丸如梧桐子大，每服三四十丸，温汤下，日进三服，不拘时候。

三花五子丸②

旋覆花　菊花　密蒙花　菟丝子　覆盆子　地肤子　车前子　决明子各等分

上为细末，糯米糊丸③如梧桐子大，每服二十丸，麦门冬煎汤下。

还睛丸④

川芎　白蒺藜　白术　木贼　羌活　菟丝子　熟地黄　甘草各等分

上为细末，炼蜜⑤丸如弹子大，空心热⑥汤嚼下。

又方

川乌　地黄　白术　茯苓　石决明　杏仁　川芎　菟丝子各三两　当归　防风　荆芥　蔓荆子各半两

上为细⑦末，猪肝汁丸如梧桐子大，每服三十丸，麦门冬汤下。

神曲⑧丸　治内外障⑨，不问久远年深。

---

① 细：《明目良方》各本无此字。

② 三花五子丸：《明目至宝》所载同名方有枸杞子、牛蒡子和甘草，无覆盆子、车前子，蜜丸，每服五六十丸，麦门冬汤送下。

③ 丸：原脱，据《明目良方》各本补。

④ 还睛丸：原作"还精丸"，据"小翳内障"及《明目良方》各本改。

⑤ 炼蜜：原作"蜜炼"，据文义改。

⑥ 热：原作"熟"，据《明目良方》各本改。

⑦ 细：《明目良方》各本无此字。

⑧ 神曲：原作"神农"，据考，本方及以下千金神曲丸当同出《千金方》卷六，孙氏原方作"神曲"，故改。

⑨ 内外障：郑本同，树本、存本"障"下有"翳"字。

磁石炒　神曲炒，各四两　光明砂①一两，细研

上为细末，炼蜜为丸，如梧桐子大，每服三十丸，温汤下。

羊肝丸②　退翳膜如神。

菊花　黄连　螵蛸③　青葙子　削木④各一两　羊肝⑤

上为末，用羖羊肝去膜，细擂烂和药丸，如梧桐子大，每服三十丸，清米泔煎麦门冬汤下。

镇肝丸⑥

石决明炒⑦，一两　谷精草三两　皂角一定⑧　黄芩五两⑨　木贼五两⑩　苍术八两，米泔水浸，面炒亦可⑪

上为细末，用羊肝去膜，和匀研烂为丸如梧桐子大，每服三十丸，米泔水下，茶清亦可。

---

① 光明砂：明莹质优的朱砂。《证类本草·丹砂》："其石砂便有十数种，最上者光明砂。"

② 羊肝丸：前有同名方，药治多异。

③ 螵蛸：原作"蝉蛸"，据《明目良方》各本改。

④ 削木：疑当为"削术"，即切片晒干入药的大块头白术。《纲目·术》："（白术）亦有大如拳者，彼人剖开曝干，谓之削术，亦曰片术。"《史载之方》卷上有削术草豆蔻散方。

⑤ 羊肝：原脱，据树本、存本补。

⑥ 镇肝丸：出处不详。后有同名方，药治服法有异。

⑦ 炒：《异授眼科》镇肝丸方作"煅"。

⑧ 皂角一定：郑本同，树本、存本无"一定"二字。《异授眼科》镇肝丸方作"皂角末一两"。

⑨ 五两：《异授眼科》镇肝丸方作"三两"。

⑩ 木贼五两：《异授眼科》镇肝丸方作"木贼三两，去节"。

⑪ 面炒亦可：《异授眼科》镇肝丸方此下有"羊肝一具，不落水，以竹刀刮去膜，研烂如泥"十七字。

补肝丸①

菟丝子二两　　兔子肝一个②，炙干　柏子仁　地黄　川芎　茯苓　细辛各一两　蕤仁三两　枸杞子三两　防风　山药　车前子　甘草各二两　五倍子二两半

上为末，炼蜜丸如梧桐子大，每服三十丸，淡竹叶汤下③。

追④风丸　治肾脏风虚，心气不足，眼目昏暗⑤。

附子一个，去皮尖　肉苁蓉一两，酒浸　蝉蜕一两，去足　木贼一两，童便浸，去节　白术一两，米泔浸一宿　熟地黄二两　石菖蒲一两，酒浸　楮实子一两　菊花二两　石决明一两，煅

上为末，炼蜜，丸如梧桐子大，空心盐汤下。

磁石丸　治肝肾虚，蟹眼睛⑥疼。

黄芪　青盐　人参　紫巴戟　苁蓉　附子　木香　沉香　防风　牛乳　牛膝　覆盆子　桂心　干姜　远志　熟地黄　茯苓　磁石　苍术　陈皮　白术　川芎　槟榔　大腹皮　白芷　青皮　乌药　独活各等分

上为细末，炼蜜，丸如梧桐子大，每服三十丸，温盐汤下⑦。

---

① 补肝丸：出《千金方》卷六，原方有五味子，无五倍子。

② 兔子肝一个：《千金方》补肝丸作"兔肝二具"。

③ 上为末……淡竹叶汤下：《千金方》补肝丸作"上十四味，末之，蜜丸，酒服如梧子二十丸，日再服，加至四十丸"。

④ 追：原作"进"，据《明目良方》各本改。

⑤ 昏暗：郑本同，树本、存本均作"目痛"。

⑥ 蟹眼睛：据前蟹眼睛症及《龙木论》卷四，恐当作"蟹睛眼"。

⑦ 下：《准绳·类方》同名方作"送下"。

乳香丸 治男子妇人眼疼头痛，或①血攻，作心偏身疼痛②。

乳香 没药各半两，另研 木鳖子③仁五个，另研 五灵脂二钱 夏蚕④砂半两 草乌半两，去皮

上用酒煮面糊为丸，如梧桐子大，每服七丸，生姜茶汤下，如头痛，连进三服则⑤止。

磨翳丸

熟地黄 黄芩 草决明

上为细末，炼蜜为丸如梧桐子大，每服三十丸，淡竹叶汤下。

又方

防风 防己 熟地黄⑥

上为细末，炼蜜为丸如梧桐子大，每服三十丸，茶清下。

退翳丸

蝉蜕半两 蛇蜕一条⑦ 菊花⑧半两 夜明砂半两 连翘五钱 黄连一两 车前子五钱

上为细末，米泔浸⑨煮猪肝为丸，如梧桐子大，每服三十

---

① 或：原脱，据《明目良方》各本补。

② 作心偏身疼痛：郑本作"作筋急偏身疼痛"，树本、存本作"作筋急遍身疼痛"。

③ 木鳖：原残破为"小别"，据《明目良方》各本"木别子"及《纲目》"木鳖子"改。

④ 蚕：原作"蜜"，据《明目良方》各本改。

⑤ 则：《明目良方》各本作"即"。

⑥ 熟地黄：《明目良方》各本在"防风"前。

⑦ 一条：《准绳·类方》退翳丸此下有"炒"字。

⑧ 菊花：《准绳·类方》作"白菊花"。

⑨ 浸：《明目良方》各本及《准绳·类方》退翳丸无此字。

丸，温水汤下①。

大岩雷丸 治诸翳膜。

苍术半两 木贼半两 蛤粉半两 草决明一两 防风一两 香白芷一两②

上为细末，面糊为丸，如梧桐子大，每服三十丸，嚼薄荷一口，茶清连丸送下。

驻景丸③ 治肝肾④俱虚，目中常见黑花。

川椒一两，炒⑤ 楮实子⑥ 五味子 枸杞子各二⑦两 乳香一两⑧ 人参一⑨两 菟丝子⑩ 肉苁蓉⑪各五两

上为末，炼蜜丸如梧桐子大，每服三十丸，空心温酒⑫下。

菊花丸 治肝肾虚，不思茶食，睛疼昏涩。

肉苁蓉 菊花 牛膝 枸杞子各二两⑬ 巴戟一两⑭ 青盐五钱，另研

---

① 温水汤下：《明目良方》各本同，《准绳·类方》作"薄荷汤下"。
② 一两：《明目良方》各本退翳丸作"五钱"。
③ 驻景丸：《银海精微》卷上所载同名方有熟地。
④ 肝肾：《银海精微》驻景丸作"心肾"。
⑤ 川椒一两，炒：《银海精微》驻景丸作"川椒去目炒干一两"。
⑥ 楮实子：《银海精微》驻景丸作"楮实微炒"。
⑦ 二：原残破为"一"，据《明目良方》各本改。
⑧ 乳香一两：《银海精微》驻景丸作"乳香一两制过"。
⑨ 一：原脱，据《明目良方》各本补。
⑩ 菟丝子：《银海精微》驻景丸作"菟丝子，淘净去沙土，酒浸三宿，蒸过焙干，四两"。
⑪ 肉苁蓉：《银海精微》驻景丸作"肉苁蓉，酒浸焙干"，药量为"四两"。
⑫ 温酒：《银海精微》驻景丸作"盐汤"。
⑬ 各二两：《明目良方》各本均作"各三两"。
⑭ 一两：《明目良方》各本均作"二两"。

上为末①，炼蜜为②丸，如梧桐子大，每服三十丸，空心盐汤下。

十子③丸 治肝肾虚损，睛盲疼痛。

楮实子一两　肉苁蓉三两，酒浸一宿　鹿茸三两，酒浸酥炙④
覆盆子一两　地黄三两，酒浸⑤　膏⑥　枸杞一两　车前子一两，炒
川椒一两，炒　菊花一两　菟丝子一两，酒浸⑦

上为末⑧，炼蜜，丸如梧桐子大，每服三十丸，空心盐汤下。

神应拨云散

草决明三钱　石决明四两　蝉蜕一两⑨　苦参三钱　石膏一两
甘草五钱　木贼去节⑩　菊花三钱⑪

上为末，水调为丸，如梧桐子大，石膏⑫为衣，食后清茶下⑬。

胜金丸⑭

川乌　栀子去皮，各等⑮

---

① 末：《明目良方》各本作"细末"。
② 为：郑本同，树本、存本无此字。
③ 子：原作"字"，据《明目良方》各本改。
④ 鹿茸三两，酒浸酥炙：《明目良方》各本"三两"作"二两"。树本、存本此八字与"覆盆子一两"互乙。
⑤ 酒浸：《明目良方》各本均作"酒浸蒸"。
⑥ 膏：《明目良方》各本无此字。
⑦ 浸：《明目良方》各本均作"制"。
⑧ 末：《明目良方》各本均作"细末"。
⑨ 一两：《明目良方》各本均作"六钱"。
⑩ 去节：《明目良方》无此二字。
⑪ 三钱：《明目良方》各本均作"各三钱"。
⑫ 石膏：《明目良方》各本均作"朱砂"，疑是。
⑬ 下：《明目良方》各本均作"送下"。
⑭ 胜金丸：出《博济方》卷二，修治、服法稍异。
⑮ 去皮，各等：《明目良方》各本均作"各去皮，等分"。

上为末，丸如梧桐子大，每服十四丸，温水送下，连服。

梦灵丸① 治内外障翳。

黄连 石决明 蕤仁 玄精石各等分 羊肝②

上为细末，米糊为③丸，如梧桐子大，米汤及清米泔送下。

镇肝丸④

决明子 地肤子 远志 蔓荆子 茺蔚子 人参 白茯苓 山药 细辛 青葙子 车前子 玄参 地骨皮 柏子仁 甘⑤草 菊花⑥ 柴胡各等分

上为细末，蜜水打糊⑦为丸，如梧桐子大，每服三十丸，米汤下⑧。

昏暗羞明生翳⑨

当归 川芎 防风 羌活 甘草炙 大黄煨 栀子 薄荷叶⑩各等分

上为细末，每服，温水食后调下。

---

① 梦灵丸：出《圣济总录》卷一零二。

② 羊肝：《圣济总录》作"羊子肝，去皮膜，薄批作片，线串日中晒，七叶"。

③ 为：《明目良方》各本无此字。

④ 镇肝丸：本方由《局方》卷七镇肝丸减"防风"而成。考《银海精微》所载有防风而无柴胡、茺蔚子。前另有同名方，修治、服法与此颇异。

⑤ 甘：原字残破漫漶，据《明目良方》各本补。

⑥ 菊花：《局方》作"甘菊"。

⑦ 打糊：《局方》作"煮糊"。

⑧ 三十丸，米汤下：《局方》作"二十丸，食后米饮送下，一日二次"。

⑨ 昏暗羞明生翳：郑本同，树本、存本"昏"前有"治"字。

⑩ 叶：树本、存本无此字。

蝉花无比散① 治远年近日风眼。

赤芍药十三两 苍术十二两，浸去皮②，炒③ 蒺藜八两，炒 川乌④三两 防风 甘草炙⑤ 茯苓各四两 羌活三两 当归三两 石决明用东流水，盐煮一伏时，一两⑥ 蝉蜕炒⑦，二两

上为末，食后茶清下⑧。

退赤散⑨

大黄 黄芩 黄连 白芷 赤芍药 当归 栀子各等分

上为散，桑白皮同煎，食后服。

退赤丸⑩

生地黄 草决明 黄芩 当归 白术 木通 连翘 甘草各等分

上为细末，炼蜜丸如梧桐子大，每服四十丸，淡竹叶煎汤吞下。

韩相进灵丹⑪ 去内外障。

防风 石决明 威灵仙 蕤仁 蛤粉 谷精草 枸杞子

---

① 蝉花无比散：出《局方》卷七，原方有蛇蜕、川芎而无川乌。《七十二症全书》所载同《局方》。

② 十二两，浸去皮：原破损夺脱，据《明目良方》各本补。

③ 炒：《明目良方》各本作"煨"。

④ 川乌：《局方》及《明目良方》各本作"川芎"。

⑤ 甘草炙：原破损夺脱，据《明目良方》各本补。

⑥ 用东流水……一两："盐煮一伏时，一两"原漫漶夺脱，据《明目良方》各本补。《局方》此句作"用盐同东流水煮一伏时，漉出，捣研如粉"。

⑦ 蝉蜕炒：《局方》作"蝉蜕去头足翅"。

⑧ 上为末，食后茶清下：《局方》作"上为末，每三钱，食后米泔调服，茶清亦得"。

⑨ 退赤散：《银海精微》卷下有同名方，药味同此。

⑩ 丸：郑本同，树本、存本"丸"字均作"散"。

⑪ 韩相进灵丹：《准绳·类方》卷七有同名方，药治服法同此。

苍术　甘草　菊花各一两

上为末，用雄猪肝①一具，竹刀批开，去膜，擂极烂和药为②丸，如绿豆大，每服三十丸，盐汤下。

神效保睛丸

宣③连　连翘　川乌④　草乌各二两⑤　甘草一两　旋覆花一两⑥　草乳香⑦半两　大黄二两　井泉石半两

上为细末，绿豆粉打糊为丸，如梧桐子大，每服三十丸⑧，薄荷茶清下。

退翳镇心丸

白茯苓一两　人参二两　山药半两　朱砂一两　白扁豆五钱益智仁五钱

上为细末，炼蜜丸如龙眼大，每服一丸，细嚼，空心米饮汤下。

去翳谷精⑨丸

甘草半两　蛤粉一两　升麻半两　谷精草一两

上为末，熟猪肝蘸药吃。

---

① 肝：原脱，据《准绳·类方》韩相进灵丹方补。

② 为：原字残破漫漶，据《明目良方》各本及《准绳·类方》韩相进灵丹补。

③ 宣：原作"宜"，据下"退翳拨云散"及《明目良方》各本改。

④ 川乌：原字漫漶，据《明目良方》各本补。

⑤ 草乌各二两："草乌"原作"乌草"，"各二两"漫漶不清，并据《明目良方》各本改补。

⑥ 一两：《明目良方》各本均作"二两"。

⑦ 草乳香：所指不详。疑"草"或为"炒"字之误。

⑧ 三十丸：郑本同，树本、存本均作"二十丸"。

⑨ 谷精：原作"睛谷"，据《明目良方》各本改。

住痛解毒丸①

川芎一两　荆芥一两　麝香少许　没药五钱　硼砂五钱②　朴硝一两　白芷一两　石膏一两　菊花一两

上为细末，米糊丸如梧桐子大，温水下。

青黛丸

青黛一两　黄连　茯苓　山药各一两　薄荷一两　荆芥半两③

上为细末，研烂猪肝，和药为丸如梧桐子大，葱茶汤下④。

磁石丸　升降阴阳。

磁石三两　光明砂二两　神曲四两　沉香五钱

上为细末，用菟丝子四两，水三升，煎至半升，去滓⑤，入阿胶一两熬成膏，和药丸如梧桐子大，每服五十丸，盐汤下。

退赤

山栀子一两　大黄二钱，煨⑥　甘草炙，二钱⑦　当归五钱，浸酒⑧

上㕮咀为散，每服三钱，水一盏半，煎至七分，去滓⑨温服。

除昏

菊花二钱　黄连　夜明砂水淘净⑩，各五钱

----

① 住痛解毒丸：《准绳·类方》卷七载有同名方，药制同此。
② 五钱：《明目良方》各本同，《准绳》住痛解毒丸作"五两"。
③ 芥半两：底本三字漫漶不清，据《明目良方》各本补。
④ 汤下：原字漫漶，据《明目良方》各本补。
⑤ 滓：郑本同底本，树本、存本均作"渣"。
⑥ 煨：原字残破，据《明目良方》各本补。
⑦ 炙，二钱：郑本作"炙，一钱"，树本、存本均作"一钱，炙"。
⑧ 浸酒：《明目良方》各本作"酒浸"，义长。
⑨ 滓：郑本同，树本、存本均作"渣"。
⑩ 淘净：郑本同，树本无"净"字。

上为细末，水煮面糊丸，如梧桐子大，每服三十丸①，食后汤下。

去热

黄芩　栀子　甘草炙　草龙胆②各五钱

上为细末，每服三钱，薄荷、沙糖水调下。

定痛

防己一两　当归　黄芩各五钱

上㕮咀为散，水一盏半，煎至一盏，入红酒半盏，温服。

止泪

木贼去节，二两③　苍术二两，米泔浸一宿，去皮

上为细末，茶清调下。

磨翳

黄连五钱　生地黄　白蒺藜　熟地黄各一两

上为细末，炼蜜，丸如梧桐子大，麦门冬煎汤下。

去赤脉④

赤芍药一两⑤　熟地黄一两⑥　当归一两⑦　川芎五钱⑧　栀子一两

上㕮咀为散，水煎服。

---

① 丸：原作"九"，据《明目良方》各本改。
② 草龙胆：树本、存本同，郑本作"龙胆草"。按"龙胆草"别称"草龙胆"。
③ 二两：《明目良方》各本作"一两"。
④ 赤脉：树本、存本同，郑本作"赤眼"。
⑤ 一两：《明目良方》各本作"二两"。
⑥ 一两：郑本同，树本、存本无此二字。
⑦ 一两：郑本同，树本、存本均作"各一两"。
⑧ 五钱：原脱，据《明目良方》各本补。

活血

当归①　苏木三两②

上为细末，每服二钱，食后茶清调下③。

顺气

白术　甘草炙④　茯苓　藿香各三钱⑤　人参一两

上为散，水一盏半，枣二个，同煎服。

泻肝

大黄五钱　荆芥穗一两　甘草炙，二钱

上为末，每服二钱，热⑥汤下。

泻肾

大黄三钱　黑牵牛半两

上为细末，每服二钱，更初饮汤调⑦下。

泻心

甘草炙，二钱　泽泻　黄连各半两

上为细末，每服二钱，灯心煎汤调下。

泻肺⑧

桑白皮　黄芩各一两

---

① 当归：底本及《明目良方》各本无药量。
② 三两：《明目良方》各本作"二两"。
③ 茶清调下：郑本同，树本、存本均作"茶清服"。
④ 炙：《明目良方》各本无此字。
⑤ 三钱：《明目良方》各本作"五钱"。
⑥ 热：原作"熟"，郑本同。据树本、存本"热"字改。
⑦ 调：原字损毁，据《明目良方》各本补。
⑧ 肺：原作"肝"，据《明目良方》各本改。

上为细末，每服二钱，灯心煎汤调①下。

补肾

夜明砂　香附子　苍术各一两②　青盐半两

上为细末，炼蜜丸如梧桐子大，盐汤下。

补肝

苍术　黄连　熟地黄③各一两

上为细末，炼蜜丸如梧桐子大，盐④汤食后送下。

去风

荆芥一两　大黄二钱⑤　甘草一钱⑥　蔓荆子　地龙半两，去土

上为⑦白水煎服。

散血

生地黄　甘草炙　栀子各一两

上咬咀为散，每服三钱，水一盏酒一盏⑧同煎。

止痛

防风一⑨两　川芎　甘草　当归各五钱

上为末，每服二钱，食后清米泔调下。

---

① 调：原脱，据《明目良方》各本补。
② 一两：原脱，据《明目良方》各本补。
③ 黄：原字残破，据《明目良方》各本补。
④ 盐：原字残破，据《明目良方》各本补。
⑤ 二钱：《明目良方》各本均作"三钱"。
⑥ 一钱：原字残破不全，《明目良方》各本均作"二钱"。
⑦ 为：郑本同，树本、存本无此字。
⑧ 水一盏酒一盏：六字原残脱，据《明目良方》各本补。
⑨ 一：原字破损夺脱，据《明目良方》各本补。

头风

川乌半两　栀子一两　全蝎二钱，炒

上为细末，酒①糊丸如梧桐子大，食后葱茶下。

通血

大黄三钱　川芎三钱　红花　当归各五钱

上咬咀，每服三钱，水一盏，酒一盏，同煎服。

发光明

全蝎二钱　白蒺藜　防风　甘草各五钱

上为细末，每服二钱，温水调下。

护目

黄连一两　当归五钱　赤芍药一两　甘草三钱

上咬咀，每服三钱，白水煎服。

宣肺

桑白皮　麦门冬　甘草

上咬咀，每服三钱，白水煎，食后服。

时行赤眼

青黛子②　决明③　槐子　黄柏各一两

上咬咀，白水煎服。

斑疮入眼

甘草三④钱　绿豆皮　蝉蜕　枳壳各一两⑤

---

① 酒：原字漫漶不清，据《明目良方》各本补。

② 子：疑衍。

③ 决明：此下疑夺"子"字。

④ 三：原残破为"一"，据《明目良方》各本改。

⑤ 各一两：郑本同，树本、存本无此三字。

上为细末，每服二钱，麦门冬煎汤调，食后服。

千金神曲丸　治眼昏蒙。

神曲四两，炒　辰砂一两　磁石二两，煅，醋淬①七次

上为细末，炼蜜丸如梧桐子大，每服二十丸，米饮下。

张武经大明丸②　治一切混沌③眼疾。

川芎　当归　羌活　防风　甘草炙　白芷　菊花　独活
陈皮　青皮　柴胡　荆芥　木贼去节　石膏煅　蒺藜炒　苍术④
仙灵脾　远志去心⑤　白附子　蝉蜕去足　全蝎⑥　枸杞子　楮
实子　青葙子⑦　决明子炒，各等分

上为细末，炼蜜丸如弹子大，每服一丸，薄荷茶清
嚼下。

地黄散　退内外障。

生地黄　白芷　当归　蔓荆子　全蝎　天麻　菊花　蝉蜕
各二钱　地黄半分　细辛　川芎各二钱　蚕蜕二钱⑧　荆芥　白芍
药　防风　牛膝　随风子⑨　黄芩　羌活各一钱　蛇蜕二钱，油
煎过

上为细末，炼蜜，丸如梧桐子大，茶清送下。

---

①　淬：原作"碎"，据文义改。
②　张武经大明丸：据《医方类聚》卷六七所引，本方或出《简易方》。
③　混沌：同"浑沌"，传说中宇宙形成前模糊一团的景象。《慧琳音义》卷三一注引《集训》："混沌，气象未分也。"此用指视物模糊不清的样子。
④　苍术：《医方类聚》卷六七所引作"苍术，泔浸一宿"。
⑤　去心：郑本同，树本、存本无此二字。
⑥　全蝎：《医方类聚》卷六七所引作"全蝎，去毒，炒"。
⑦　青葙子：《明目良方》各本此下有"炒"字。
⑧　蚕蜕二钱：郑本作"蚕蜕一钱"，树本、存本均作"蛇蜕一钱"。
⑨　随风子：诃子的别称，见《传信方》。

退翳拨云散

甘草　防风　羌活　黄芩　菊花　宣连　白芷　龙胆草各一钱①　荆芥　石膏　大黄　川芎各二钱②　石决明钱半　草决明二钱

上为细末，温水调下。

泻黄散　治眼肿赤痛。

甘草二钱　栀子一两　石膏五钱　防风四两③

上件④㕮咀，用蜜、酒微炒，每服三钱，水煎食后服。

黄连散　治肝受风热，眼弦赤烂。

乳香研，半分　黄连半两⑤　荆芥　灯心各一两

上㕮咀为散，每服⑥三钱，白水煎，食后服。

黄连丸　治食毒眼。

雄黄二⑦钱　郁金草⑧　黄连各五钱　巴豆五粒，去壳尖⑨

上为细末，丸如梧桐子大，每服三五丸，空心热水吞下⑩，未利再服。

三黄丸　治三焦结热，眼目赤肿，大便闭结。

大腹皮　黄芩　黄柏　大黄煨⑪，各五钱⑫　巴豆五粒，壳皮膜

---

① 各一钱：郑本同，疑"一"由"二"残破所致，树本、存本无此三字。

② 各二钱：《明目良方》各本作"各一钱"。

③ 四两：《明目良方》各本无此二字。

④ 件：郑本同，树本、存本无此字。

⑤ 半两：郑本作"半钱"，树本、存本均作"半分"。

⑥ 服：郑本同，树本、存本均作"晨"字。

⑦ 二：《明目良方》各本均作"一"。

⑧ 草：疑或当作"炒"。

⑨ 尖：《明目良方》各本无此字。

⑩ 下：原字残破，据《明目良方》各本改补。

⑪ 煨：《明目良方》各本无此字。

⑫ 各五钱：原字漫漶不辨，据《明目良方》各本补。

皆去①

上为细末，米糊丸如梧桐子大，五更茶清送下。

空心散②　治时行赤眼。

防风　荆芥　黄芩　羌活　白蔹　枳壳　赤芍药　柴胡

漏芦　菊花各一两　升麻　当归　甘草　麻黄　白及各半两

上咬咀为散，每服三钱，水煎③。如大便闭结，加生大黄、朴硝一撮。此乃脏热④，先服三黄丸通利，后服此药。如眼赤痛不肿，大便滑，此名隔⑤热，不用三黄丸，只用⑥此药，再用清霖散洗。

洗刀散⑦　治风热烂弦⑧，眼目赤肿，内外障翳，羞明怕日，倒睫出泪，两睑赤烂，红筋瘀血，宜用此药。

防风　连翘各一两　当归半两　荆芥　滑石　薄荷　麻黄

白术　赤芍药　大黄各五钱　甘草　细辛各三钱　黄芩　川芎

栀子　桔梗　石膏　芒硝⑨　蝉蜕⑩　白蒺藜　菊花⑪各四钱　羌活　独活　玄参　草决明　木贼　蔓荆子各一两

上咬咀为散，每四钱，水一盏半，生姜三片同煎，食后服，

---

① 壳皮膜皆去：《明目良方》各本作"去皮"。
② 空心散：《明目良方》各本作"清空散"。
③ 水煎：郑本同，树本、存本无此二字。
④ 乃脏热：郑本同底本，树本、存本均作"为脏中热"。
⑤ 隔：《明目良方》各本作"膈"，当是。
⑥ 用：《明目良方》各本均作"服"。
⑦ 洗刀散：《准绳·类方》同。《明目良方》各本作"洗目散"，义胜。
⑧ 烂弦：《明目良方》各本作"烂胘"，《准绳·类方》作"弦烂"。
⑨ 芒硝：原脱，据《明目良方》各本及《准绳·类方》洗刀散补。
⑩ 蝉蜕：原字漫漶，据《明目良方》各本及《准绳·类方》洗刀散补。
⑪ 菊花：《准绳·类方》洗刀散作"白菊花"。

再用清凉洗眼之药①。

磨翳散 冷翳不痛不肿，黑睛上忽生花，名曰怒气伤肝。

龙胆草　黄连　防己　赤芍药　生地黄　当归　栀子　熟地黄　桑白皮各五钱

上咬咀为散，每服三钱，水一盏半煎，食后服。如痛，加淡竹叶，能去肝热；如口干，加灯心；如肿，加大黄沙糖②。翳落后可服谷精散。

谷精散③ 治翳如神。

防风　谷精草各等分

上为细④末，空心米饮调下，翳自散。

小⑤儿痘疼眼

防风　紫苏　羌活　枳壳　香附子　木贼　当归　甘草各等分

上咬咀，每服三钱，水一盏煎，食后服。只可服四贴，再服红花散。

红花散⑥

连翘　当归　生地黄　红花　紫草　龙胆草　升麻　大黄　甘草　赤芍药各等分

---

① 上……洗眼之药：据诸方文例，"每"下或夺"服"字。《准绳·类方》洗刀散此句作"上，姜同煎，食后服，再用清凉洗眼之药"。

② 沙糖：树本、存本同，郑本作"少许"。

③ 谷精散：《眼科全书》卷六同名方有甘草，修治及服法同此。按《纲目·谷精草》曾引述此方而未具其名。文云："目中翳膜，谷精草、防风等分为末，米饮服之甚验。明目方。"

④ 细：郑本同，树本、存本无此字。

⑤ 小：树本、存本"小"前有"治"字。

⑥ 红花散：疑本方据《银海精微》卷上同名药方减龙胆草、升麻而成。

上咬咀，每服二钱，水一盏，灯心、淡竹叶①同煎，食后服，再②服猪肝散。

猪肝散③

真蛤粉　谷精草　夜明砂各一两

上为细末，每服三钱，猪肝一片，二两重，批开，掺④药于⑤内，麻线札⑥定，清米泔水煮熟，取出待冷，临卧细嚼，又用猪肝水送下⑦。忌生冷油面热⑧毒物。痘眼全不见者亦能有效。

内消散　治伤损眼。

羌活　独活　红内消⑨　苏木　赤芍药　钩藤　白芷各五钱　甘草去⑩节，三钱　地榆　瓜蒌根各四钱

上咬咀，每服三钱，白水煎，食后服。

洗肝散　治花翳。

川芎　当归尾　赤芍药　防风　生地黄　白蒺藜　木贼蝉蜕　羌活　薄荷　菊花　苏木⑪　红花各五钱　甘草三钱

---

① 叶：郑本同底本，树本、存本均作"汤"。
② 再：树本原字残破漫漶，据《明目良方》各本补。
③ 猪肝散：《准绳·类方》卷七同名药方有黄丹，无谷精草。
④ 掺（sǎn 伞）：（用粉末）填入或涂上。
⑤ 于：原残破漫漶，据《明目良方》各本补。
⑥ 札：树本、存本同，郑本作"扎"。
⑦ 清米泔……送下："嚼"字原漫漶不清，据《明目良方》各本补。猪肝水，《明目良方》各本作"煮肝水"，义胜。《准绳·类方》猪肝散此句作"米泔水煮熟，不拘时候嚼服，原汁送下"。
⑧ 热：郑本同，树本、存本无此字。
⑨ 红内消："消"原作"硝"，据《卫济宝书》改。何首乌赤色者。《纲目·何首乌》："赤者能消肿毒，外科呼为疮帚、红内消。"
⑩ 去：原脱，郑本同，据树本、存本补。
⑪ 苏木：郑本作"牛旁子"，树本、存本作"牛旁"。

上咬咀，每服三钱，水一盏半，松丝十余根同煎，又用通明散①、七宝膏②、炉甘石散点。

阿胶散 治目有冷泪，流而不结者，肝经受风冷故也。

阿胶半两③ 甘草半两 紫菀④一两 白蒺藜二钱半，炒 款⑤冬花一两 马兜铃一两半 糯米一两

上咬咀，每服二钱，水一盏半煎，温服，不拘时候。

梦灵丸 治内外障。三五年不见光明及物伤瞳仁不破者可治。

蕤仁五钱 石决明煅 黄连 玄精石各一两 白羊子肝一付，去膜，切成片，日干为末⑥

上为细末，米糊为丸，如梧桐子大，每服二三十丸，食后服，茶清送下。重者不过一月取效，三五日一回剃顶，待药力行。

艾煎丸

桑白皮 晚蚕砂 当归 秦艽 糯米各半两

上为细末，醋糊为丸，如梧桐子大，每服三十丸，桑白皮煎汤送下。

---

① 通明散：本方有二，并详"明目诸经丸散类"。

② 七宝膏：方药出处未明。《一草亭目科全书》载有同名方，或可参考："去诸翳障。珍珠三钱，琥珀三钱，水晶三钱，石决明三钱，熊胆三钱，龙脑旋加五分。上捣碎研细，水五升，砂锅内煎至一升，去粗（当作粗），用银锅熬至一盏，入净白蜜五钱和为膏，每夜卧后点之。旦不可点。"

③ 半两：《明目良方》各本作"两半"。

④ 紫菀：原作"紫花"，据文义改。

⑤ 款：原脱，据《明目良方》各本补。

⑥ 日干为末：原作"日五为末"，郑本作"日干为未"，据树本、存本"日干为末"改。日，用日头晒。

泻肝汤① 治目热泪生粪②者，脾肝受热故也。

桑白皮一两　地骨皮二两　甘草五钱，炒

上㕮咀为散③，每服三钱，白水煎，食后服。

治虚冷眼

川芎　熟地黄　白芍药　当归　木贼各五钱　蝉蜕　石决明　甘草各三钱④　白蒺藜一两

上㕮咀，白水煎服。

通明散　治气眼。凡人之目，必患后⑤损其经络，喜⑥怒哀乐之情有伤于心，发作不时，此乃气轮受病故也。

细辛一两　蝉蜕半两　川芎　白芷　防风　羌活　草决明　白及各一两　五倍子五钱　升麻一两半　山栀子半两⑦　白蔹一两　甘草二钱⑧　杨梅皮五钱　夏枯草一两

上㕮咀，每服三钱，水一盏半，竹叶⑨七皮同煎，食后温服。

又方　治男女肝肾虚怯，眼目昏蒙，常见黑花，不肿不痛，久而失明，宜用此药。

菟丝子三两　蔓荆子一两　青葙子一两　熟地黄一两⑩　柏子

---

① 泻肝汤："汤"原作"肠"，据《准绳·类方》卷七同名方改。树本、郑本作"洗肝汤"。

② 粪：眵，眼屎。

③ 为散：树本、郑本无此二字。

④ 各三钱：郑本作"各二钱"，树本作"各二两"。

⑤ 后：《准绳·类方》卷七通明散及郑本同，树本作"成"。

⑥ 喜：原作"善"，据树本、郑本及《准绳·类方》通明散改。

⑦ 半两：树本、郑本作"两半"，《准绳·类方》通明散作"一两半"。

⑧ 二钱：树本、郑本及《准绳·类方》通明散均作"一钱"。

⑨ 竹叶：树本、郑本及《准绳·类方》通明散均作"淡竹叶"。

⑩ 一两：郑本同，树本作"二两"。

仁一两　山茱萸一两　白茯苓一两半　人参二两①　泽泻一两　麦门②冬一两③　雄鸠一只④，去尾骨⑤，日干

上为细末，炼蜜丸如梧桐子大，每服二三十丸，空心盐汤送下。

蝉花散　治热翳。凡人患红赤眼，多服凉药太过，以至冷结，肝血不能流散；或怒气热伤于肝，必生翳膜，以至连年不能安好⑥。若不早治，必成大患。如赤眼，候⑦翳膜渐生，必用⑧蝉花散治之，多服为妙。七宝膏常点以退五经之热，间用通明散点以退目中之翳。

蝉蜕　蒺藜各二两⑨　黄芩　防风　羌活　白芷　瞿麦　玄参　柴胡　天花粉　蔓荆子　生地黄　栀子　牛蒡子各一两　川芎　荆芥　木通　夜明砂　谷精草各半两　木贼二两⑩　薄荷　茵陈　夏枯草　五灵脂⑪各半两

上㕮咀，每服三钱，白水煎，食后服。

通胜散　治两睑⑫溃烂

---

①　二两：《明目良方》各本均作"一两"。
②　门：原残脱，据《明目良方》各本补。
③　一两：《明目良方》各本均作"二两"。
④　一只：原脱，据《明目良方》各本补。
⑤　骨：郑本同，树本、存本均作"角"。
⑥　好：郑本同，树本、存本作"舒"。
⑦　候：《明目良方》各本作"后"，疑是。
⑧　必用：《明目良方》各本作"必须"。
⑨　各二两：郑本作"各一两"，树本、存本无此三字。
⑩　夜明砂……木贼二两：据《明目良方》各本，此十三字当与"薄荷"互乙。又"二两"各本均作"一两"。
⑪　茵陈……五灵脂：《明目良方》各本三药在"木通"后。
⑫　睑：原字"脸"残破，据《明目良方》各本改补。

防风　当归　赤芍药①　川芎　大黄　薄荷　连翘　麻黄　芒硝　白蒺藜各半两　石膏　黄芩　甘草　桔梗　牙硝　黄连　羌活各一两　滑石二两　荆芥　白术　山栀子各二钱半②　菊花一两半③

上咬咀，每服三钱，水一盏半，生姜三片同煎，食后服。

日月丹　治老人眼目昏朦

苍术一斤　木贼一两二钱④，同炒

上为细末⑤，炼蜜为⑥丸，如梧桐子大，每服三十丸，盐汤空心送下，久则自然光明。

蝉花散　治一切眼目。

川芎一两半　谷精草　密蒙花　黄芩⑦　桑白皮各二两　菊花⑧　羌活　甘草⑨　荆芥　石膏　防风　细辛　玄参　独活　木贼　车前子各一两　蝉蜕　栀子各三两　蔓荆子　决明子　赤芍药　蒺藜　牛蒡子各两半

上咬咀，每服三钱，白水煎，食后服。

---

① 当归：赤芍药：据《明目良方》各本，二药当与"川芎"互乙。
② 二钱半：《明目良方》各本作"一钱半"。
③ 菊花一两半：郑本同，树本、存本五字在"滑石二两"后。
④ 一两二钱：郑本同，树本、存本均作"一两"。
⑤ 上为细末：郑本同，树本、存本均作"上二味，同炒为末"。
⑥ 为：郑本同，树本、存本无此字。
⑦ 密蒙花：黄芩：《明目良方》各本二药在"菊花"后。
⑧ 桑白皮……菊花：《明目良方》各本八字在"甘草"后。
⑨ 羌活　甘草：《明目良方》各本四字在"谷精草"后。

分论药性品目

泻肝

　　黄连　大黄　犀角　阿胶①　兔肝　玄参②　决明子③　龙胆草④　菊花　青葙子　沙参　枸杞子　礜石⑤　秦艽　车前子　蔓荆子　酸枣　竹沥　夏枯草

宣肺

　　桑白皮　款冬花　麦门冬　升麻　薏苡仁　苦梗⑥　百合　杏仁　紫菀　苏子　伏龙肝　皂角　沙参　百部　白芍药　木通　白石脂　蛤粉　葶苈　天门冬　贝母　车前子　兜铃　羌活　牛蒡子　地骨皮

凉脏

　　大黄　黄芩　羌活　独活　朴硝　栀子　知母　茵陈⑦　白芍药　天花粉

凉心

　　琥珀　羚羊角　玄胡粉　续断⑧　丹参　地肤子　□明胡⑨

---

①　阿胶：树本、存本在"丹参"后。
②　玄参：《明目良方》各本作"丹参"。
③　决明子：郑本在"丹参"后，树本、存本均在"犀角"后。
④　龙胆草：树本、存本在阿胶后。
⑤　礜石：《明目良方》各本作"冬花"。
⑥　苦梗：郑本同，树本、存本均作"桔梗"。
⑦　茵陈：原作"茵冻"，据《明目良方》各本改。
⑧　续断：《明目良方》各本无此药。
⑨　□明胡："□"原残毁。树本、存本均作"天明粉"，郑本作"玄明粉"。郑本疑是。

干地黄① 滑石 干葛 生地黄 独活 羌活 升麻 麦门冬
犀角 远志 黄连 石菖蒲 丹清② 铁精 淡竹叶 寒水石
石膏 珍珠 黑豆 黄芩 姜黄 连翘 射干③ 牡丹 红花
薰本 苏木 赤芍药 桔梗 宿麦④ 茯神 铁粉 银屑

凉肝

黄柏皮 栀子 柴胡 黑参⑤ 连翘 生地黄 干地黄
独活 白术 射干 通草 三棱 巴豆 厚朴 枳壳 天花粉
五加皮 大枣 陈皮 人参 苍术 砂仁 地骨皮 粉霜⑥
麦蘖⑦

平肾

黑牵牛 泽泻⑧ 当归 枸杞子 白牵牛 苦参⑨

补肝

牛膝 细辛 枸杞子 木贼 山药 附子 白蔹 车前子
柴胡 黄芩 决明子 黄连 石斛 苍术 夏枯草 阿胶 瞿
麦 肉苁蓉

---

① 干地黄：树本、存本均在"玄胡粉"后，郑本在"玄明粉"后。
② 丹清：《明目良方》各本作"丹青"，当是。按丹青多指"丹砂"和"青膗"，为画工所用矿石颜料。此处所指不详。
③ 射（yè 夜）干：底本及郑本原作"麝肝"，树本、存本均作"麝香"，据文理改。
④ 宿麦：树本、存本同，郑本作"瞿麦"，当是。
⑤ 黑参：玄参的别称，出《御药院方》"摩挲丸"等方。
⑥ 粉霜：即"水银霜"。
⑦ 麦蘖（niè 聂）：原作"麦蘖（bò 柏）"，据树本、存本改。蘖，植物的芽。麦蘖即麦芽。
⑧ 泽泻：原作"泻泽"，郑本同，据树本、存本改。
⑨ 苦参：《明目良方》各本无此二字。

补肺

黄精　五味子　人参　蕨蕠　白石脂　白术　杏仁　苍术　蛤蚧　车前子　旋覆花　玉①屑

益心

朱砂　茯苓　酸枣仁　槟榔　泽泻　人参　黄精　牛蒡子　玉屑　金箔　沙参　著芋②

补肾

菟丝子　牛膝　茺蔚子　远志　小草③　磁石　石钟乳④　茱萸　山药　杜仲　必蟹⑤　五味子　楮实子　补骨脂　蛇床子　茜根　肉苁蓉　卷柏⑥　蓝实　莲肉　泽泻　阳起石　鹿茸　蕨蕠　附子　石龙芮　鳖甲　海螵蛸　干膝⑦　菴蕳　石斛　巴戟

益脏　助脾

丁香　附子　良姜　胡椒　官桂　诃⑧子　槟榔　荜拨⑨

---

① 玉：原作"王"，据《明目良方》各本改。

② 著芋：疑为"薯蓣"的俗写，"著"疑或从"薯"省，"芋"疑或借作"蓣"。郑本、存本均作"菨芋"，树本作"菨芓"，"菨"与"著"、"芋"与"芓"，疑并因形近而误。薯蓣，即山药。

③ 小草："远志"的带根全草。《纲目·序例上》："草木有单使一件者，如羌活之根，木通之茎……有兼用者，远志小草、蜀漆常山之类是也。"

④ 石钟乳：原作"石中乳"，《明目良方》各本同，据《本经》改。

⑤ 必蟹：树本、存本同，郑本作"石蟹"。疑"必蟹"或为"草薢"同音借字。据《日华本草》，草薢"补水脏，坚筋骨，益精明目"。《本草经疏》以为"补益下元之要药"。

⑥ 卷柏：树本、存本同，郑本作"黄柏"。

⑦ 膝：《明目良方》各本同，疑为"漆"字之误。

⑧ 诃：原作"呵"，据《证类本草·栀子》所引《本草图经》"夏秋结实如诃子状"句改。

⑨ 荜拨：郑本同，树本、存本此药均在"良姜"后。

肉豆蔻　黄石脂①　白术　麦蘖　枳壳　黄精　黄芪　陈皮
茯苓　木香　茱萸　厚朴　大黄　朴硝

定痛

防己　白芷　藁本　川芎　抚芎　赤芍药　车前子　栀子
石决明　苦竹叶　蕤仁　空青　曾青　轻粉

消赤肿

连翘　南星　朴硝　石膏　寒水石　黄柏　当归　黄芩
生地黄　干地黄　独活　羌活　白芷　鸡青　硼砂　蕨藜　草
决明　泽泻　白矾②　蜂蜜

退翳膜

石蟹　生地黄　干地黄　脑子③　麝香　珊瑚　硼砂　草
决明　牛蒡子　蕨藜　连翘　栀子　瞿麦　石斛　蝉蜕　蛇蜕
蔓荆子　白术　夏枯草　木通　木贼　楮实子

止泪

前胡　硼砂　苦竹叶　栀子　黄柏　空青　曾青　石胆
蕤仁　黄连　苍术　木贼　夏枯草　白芷　石龙④芮　轻粉
麝香　决明子　青盐　香附子　茺蔚子

去风

荆芥　木贼　白芷　苍术　蔓荆子　白术　防风　细辛
地龙　羌活　天花粉　大黄　旋覆花

---

① 黄石脂：树本、存本同，郑本作"赤石脂"。
② 矾：原作"凡"，郑本同，据树本、存本改。
③ 脑子：冰片和樟脑的别称。本书指冰片，又名龙脑。
④ 龙：原作"胆"，《明目良方》各本同，据前"补肾"类"石龙芮"
改。

退热毒

凝水①石　鲤鱼胆　石膏　石胆　滑石　密蒙花　秦皮　黄芩　独活　天花粉　黄柏　大黄　朴硝　漏芦　柴胡　玄参　草龙胆②　地肤子　天门冬　栀子　茺蔚子　细辛　菖蒲　荆芥　矾石　地黄

散血

当归　赤芍药　干地黄　大黄　生地黄　芒硝　黄柏　独活　朴硝　旋覆花　黄连　白芷　地骨皮　牡丹皮　苏木　红花　川芎　五加皮

利小便

木通　麦门冬　天花粉　朴硝　车前子　赤石脂　长石③　灯心

清头

抚芎　菊花　川芎　防风　荆芥　细辛

通气

沉香　檀香　木香　灵砂④　良姜　茴香　赤箭⑤　黄葵

---

① 水：原作"小"，据《明目良方》各本改。

② 草龙胆：郑本作"龙胆草"。底本"胆（膽）"原作"瞻"，据树本、存本改。

③ 长石：《纲目》称"硬石膏"，一种硫酸盐类硬石膏族矿物，可清热利尿、明目祛翳。

④ 灵砂：郑本同，存本作"灵砂子"，出《证类本草》。一种人工用水银、硫磺升成的硫化汞，又名"神砂"或"二气砂"。

⑤ 赤箭：天麻的地上茎，也泛指天麻。《纲目》卷十二："天麻，即赤箭之根。……《本经》止有赤箭，后人称为天麻。"

三棱　莴蒡①　旋覆花

除昏明目

丹砂　玄明粉　曾青　空青　苦竹叶　青羊胆　脑子　硼砂　车前子　夜明砂　蒺藜　羌活　草龙胆②　羚羊角　柴胡　款冬花　旋覆花　木通　蛇蜕　人参　青盐　决明子　香附子　菊花　赤石脂　玄母石　玉屑　玉泉石　钟乳石③　灵砂　矾石　菟丝子　茺蔚子　楮实子

---

① 莴：原作"穷"，据《本经》"莴蒡"改。

② 草龙胆：龙胆草的别称。

③ 钟乳石：原作"中乳石"，《明目良方》各本同，据《本草崇原》"石钟乳，今倒名钟乳石矣"句改。

明目洗眼药类

万金散 治风热眼。

当归　赤芍药　黄连各等分

上为细末，每服一钱，汤泡散煎①，亦可加乌橙叶十四皮。

卷帘散

蔓荆子　五倍子　白姜不用多　铜青　当归　黄连

上为细末，沸汤泡洗。

五倍子②散

五倍子　铜青　轻粉　白善土③

上为细末，每服少许，糁④眼烂处，调搽亦可。

当归饮子 治涩痛瞳⑤痒羞明。

生地黄　当归各二钱　黄连　熟地黄各一钱　郁金半钱⑥　杏仁五个　栀子五个，去壳　黄柏三钱　赤芍药半钱⑦

上为吹咀，分作二服，每用水二盏，煎至半盏，以生绢滤去滓，乘热频频洗。

青金散 治眼赤烂。

---

①　汤泡散煎：《明目良方》各本作"汤泡洗煎"，下"卷帘散""青金散"等方均作"沸汤泡洗"，义胜。

②　子：原脱，据《明目良方》各本补。

③　白善土：又名白土或画粉，即白垩。

④　糁：郑本同，树本、存本均作"掺"。

⑤　瞳：《明目良方》各本作"肿"。

⑥　半钱：郑本同，树本、存本均作"五分"。

⑦　半钱：郑本同，树本、存本均作"五分"。

铜青　白善土各半钱①　海螵蛸一两　朴硝五钱②

上为细③末，沸汤泡洗，入乳些子尤妙。

螵蛸散　治烂弦痒赤。

海螵蛸半钱　白矾　五倍子　黄连各半两

上为末，沸汤泡洗。

光明散

用薄荷，不拘多少。

上用生姜汁浸一宿，取出晒干为末，每服一钱，沸汤泡洗。

灵宝散

轻粉　白矾各二钱　海螵蛸　蔓荆子各半两

上为细末，每服一钱，沸汤④洗。

美玉散

连翘　黄连各半两

上为细末，沸汤泡洗。

紫金膏⑤

黄连五两　黄芩二⑥两　黄柏　朴硝各二两　当归　赤芍药各一两

上为细⑦末，用蜜半斤，水三碗，沙糖四两，慢火熬成膏，丸如龙眼大，每服一丸，沸汤泡洗。

---

① 各半钱：郑本同，树本、存本均作"各五分"。
② 五钱：原脱，据《明目良方》各本补。
③ 细：《明目良方》各本无此字。
④ 沸汤：郑本此下有"泡"字。
⑤ 紫金膏：下"明目点药类"另有同名方，药治有异。
⑥ 二：原字残破，郑本作"三"。
⑦ 细：郑本无此字。

黄连散 治一切赤肿疼痛。

蔓荆子　黄连　赤芍药　当归　杏仁　滑石　艾灰　荆芥

桑白皮　薄荷

上咬咀，白水煎去滓，带热熏洗。

又方　洗赤烂眼。

用胆矾二①钱，火②内煅过。

上为末，热水调洗。

又方

铜青　黄连　杏仁　轻粉　麝香

上为细③末，沸汤泡洗。

又方

用铜青　青盐　轻粉

上为末，沸汤泡洗。

又方

用黄连　黄柏　冬青④叶

上，浓煎汤，频洗。

又方

当归　铜青　桑柴灰　赤芍药　吉粉⑤　寒水石

上为末，热汤泡洗。

清霖散 治肿疼痒涩眼。

当归　赤芍药　秦皮　黄连　黄芩　黄柏　石膏　白芷

---

① 二：原字残破，《明目良方》各本作"三"。
② 火：《明目良方》各本作"明火"。
③ 细：《明目良方》各本无此字。
④ 冬青：树本、存本均作"青铜"。
⑤ 吉粉：所指未明，待考。

甘草　大黄

上咬咀，每服三钱，水煎，去滓热洗。

绿云膏①　治赤烂风弦。

石膏　滑石　朴硝　国丹②　铜青③　轻粉　海螵蛸　白善土

上为末，热汤泡洗，蒸过妙④。

痘疮入眼并赤眼

秦皮　秦艽⑤　防风　细辛　甘草

上咬咀为散，白水煎洗。

又方　洗烂弦风眼⑥

明矾枯⑦过，一两　大⑧柏皮　铁粉　黄丹各一钱

上为末，井花水调，频频洗。

又方　治烂弦，眼痒有虫。

用覆盆叶

上为细末，水调成膏，纱绢盛之，贴在眼上半时，其虫即出在纱⑨上。

---

① 膏：《明目良方》各本正方方名同，目录作"散"。

② 国丹：也作"虢丹"，即铅丹。

③ 青：原字漫漶，据《明目良方》各本及"黄连散"第二、三、五首又方补。

④ 妙：树本、存本均作"更妙"。

⑤ 秦艽：原作"秦艽（wán 丸）"，树本、存本同，据文义改。

⑥ 烂弦风眼：《纲目·青黛》引载《明目方》"烂弦风眼，青黛、黄连泡汤，日洗"一条，底本及《明目良方》各本皆不见之。

⑦ 枯：原字残破漫漶，据树本、存本补。

⑧ 大：原字残破，据树本、存本补。

⑨ 纱：树本、存本作"绢"。

明目敷贴药类

散血膏　治赤肿不能开，睛痛涩，泪如雨①。

紫金皮②　白芷　大黄　姜③黄　南星　大柏皮　赤小豆　寒水石

上为细末，生地黄汁调成膏，敷眼四围。

又方

用生田螺肉　生地黄

上，同真黄土研烂贴太阳④穴。

又方

用黄丹、蜂蜜调贴太阳穴，立效。

又方

胆南星　地黄　赤小豆

上，研烂贴之。

被物刺损有翳

生地黄　生薄荷　生巨叶⑤　生土当归　朴硝

上，不拘多少，研烂，贴太阳三⑥穴。

---

① 泪如雨：树本、存本"泪"前均有"热"字。
② 紫金皮：即红木香，功能行气活血止痛，可用于无名肿毒等证。
③ 姜：原作"羌"，据树本、存本改。
④ 太阳：原作"大阳"，树本、存本同，据今改。
⑤ 巨叶：所指不详。
⑥ 三穴：树本、存本作"二穴"，当是。

清凉膏

生南星　薄荷叶各半两①　荆芥　百药煎②各三钱

上为末，井水调成膏，贴眼角上，自然清凉。

起倒睫

用石燕

上为细末，先摄③去睫毛，次用水调末贴上眼弦④，常以黄连水洗⑤。

洗眼方

秦皮⑥　杏仁　黄连　甘草　防风　当归须　滑石少许，以上各等分

上为末，水一盏，煎至半盏，去滓，时时带昏⑦洗，善治昏膜，止疼去风。

又方

铜绿半斤　炉甘石一斤　黄连　黄芩　黄柏三味各等分

上，将前二⑧味同碾为末⑨，筛过，将后三味煎汤调水为

①　各半两：树本、存本作"各五钱"。
②　百药煎：原作"百叶煎"，据树本、存本及《纲目·五倍子》"法酿过名百药煎"句改。
③　摄：义同"镊"，指用镊子拔（毛发等）。《释名·释首饰》："镊，摄也，摄取发也。"
④　上眼弦：树本、存本作"眼眩上"。据前绿云膏等，"眩"作"弦"当是。
⑤　洗：树本、存本"洗"下有"之"字。
⑥　秦皮：树本、存本作"陈皮"。
⑦　昏：树本、存本均作"湿"。
⑧　二：原作"三"，据树本、存本及文义改。
⑨　末：树本、存本均作"细末"。

丸，临时用将冷水浸开洗之。

玉龙膏

盆硝三两，拣净　国丹①　麝香　脑子各少许②

上为细③末，每服半钱，百沸，将泡④洗。

---

① 国丹：树本、存本此下均有"一钱"二字。
② 各少许：树本、存本均作"各等分"。
③ 细：树本、存本无此字。
④ 泡：树本、存本均作"冷"。

明目搐①翳药类

眼内翳隐涩②。

鹅不食草二两，日干　川芎一钱

上为末，令患者先③满含冷水一口，用药吹入鼻中。

又方

薄荷五钱　踯躅花一两　川芎五钱　羌活　乌梅肉　牙皂

上为末，吹入鼻中。

内外障有泪

羌活　甘草　苍术　川芎　木贼　菊花　石决明　石膏　蒺藜　蛇蜕　旋覆花　蝉蜕　青葙子　楮实子④各等分

上药⑤细末，炼蜜丸如龙眼大，食⑥以清茶汤嚼下。

痘疮眼翳⑦

谷精草⑧　石决明煅，去火毒

上为末⑨，煮猪肝药吃⑩，就用汁吞。

---

① 搐：树本、存本均作"去"，义胜。

② 眼内翳隐涩：原脱，据树本、存本补。此方疑由《百一选方》"治赤目后暴翳方"加川芎而成，原方用法为以鹅不食草塞鼻。

③ 先：树本、存本无此字。

④ 子：树本、存本无此字。

⑤ 药：树本、存本均作"为"，义胜。

⑥ 食：树本、存本均作"食后"，当是。

⑦ 痘疮眼翳：底本四字残破漫漶，据树本、存本补。

⑧ 谷精草：原字残破漫漶，据树本、存本补。

⑨ 末：树本、存本均作"细末"。

⑩ 煮猪肝药吃：树本、存本均作"猪肝同吃"。

点障翳

海螵蛸　黄连　乌①青鱼胆

上，以新笔蘸胆，点药于眼上。

---

① 乌：树本、存本均作"黑"字。

明目点药类

万金膏 专治①诸般眼疾，悉皆治之。

白蜜四两 硼砂一钱 黄连 杜黄柏各二两② 硇硝③ 黄丹 白丁香 白善土各一钱 珍珠 明矾 铜青 滑石 琥珀 乳香 没药 朱砂 麝香各一钱 蕤仁五十个，去壳油④ 炉甘石煅，童子尿浸七次

上，先将连、柏二味，水二斤，煎至半斤，去滓，澄入冬蜜四两，慢火内用银石器熬如紫黑色，却入前药在内搅匀⑤，瓦斫内收⑥，密封过七日⑦方可用。

紫金膏⑧ 治证⑨前方同。

黄连 赤芍药各五钱 当归一两 杏仁去皮，五钱 桑柴灰五钱 川芎 草龙胆 防风各三⑩钱 羌活 白芷 黄柏各三⑪钱

---

① 专治：树本、存本无此二字，疑是。

② 各二两：树本、存本均作"各一两"。

③ 硇硝：树本、存本作"辰砂"，因方内另有"朱砂"，故不足采信。"硇"字韵书无考。《普济方》卷四二六"硇砂，一名北亭（当作'庭'）砂"，按硇即"硇"字。硇、硇形近，因疑"硇硝"或为"硇（硇）砂"之讹。考下紫金膏及《明目良方》各本紫金膏方，硇硝两字正作"硇砂"。

④ 去壳油：树本、存本无"壳"字。

⑤ 搅匀：树本、存本无此二字。

⑥ 瓦斫（píng 瓶）内收：《明目良方》树本、存本作"须用瓦瓶内收之"。按"斫"，同"瓶"。

⑦ 密封过七日："密"原作"蜜"，据文义改。"七日"，树本、存本均作"十日"。

⑧ 紫金膏：前"明目洗眼药类"有同名方，药治有异。

⑨ 证：树本、存本作"症"。

⑩ 三：原字残破为"一"，据树本、存本改。

⑪ 三：原字残破为"二"，据树本、存本改。

上，将连、柏等十一味，银石器内用水三斤，慢①火熬至一斤②半，去滓澄清，却入冬蜜半斤，再熬令紫色，却③入后药：

乳香　没药　青盐　雄黄各二钱半④　硇砂⑤一钱　海螵蛸　珍珠五分⑥　马牙硝　琥珀　枯白矾各三⑦钱　硼砂一两　黄丹二两　白丁香　胆矾各二⑧钱　熊胆一钱半　蕤仁五十粒，去壳油

上为尘末，入膏内搅匀，再熬二沸，令冷却，入脑子⑨、麝香各一钱，搅令极匀，收入瓶中，以纸封之，入地穴中埋一七⑩，出火毒方可用，沸汤化开洗亦可⑪。

硼砂膏

硼砂一钱　朱砂　朴硝各半两　杏仁三七粒，去皮米⑫　乳香　没药各五分

上，细⑬尘末，入冬蜜半盏，蒸七次，绵子滤清点。

长春膏

冬青子取自然汁一碗　生地黄取汁一盏

---

① 慢：原作"熳"，树本同，据存本改。下同。
② 斤：树本、存本均作"盏"。
③ 却：原字漫漶，据树本、存本补。
④ 二钱半：树本、存本均作"二钱五分"。
⑤ 硇砂：当是"硇砂"，疑"硇"或为"硇（硇）"之异文。
⑥ 五分：树本、存本均作"五钱"。
⑦ 三：原残破为"二"，据树本、存本改。
⑧ 二：树本、存本均作"三"。
⑨ 脑子：树本、存本均作"片脑丁香"。
⑩ 一七：七天。
⑪ 亦可：树本、存本均作"好"。
⑫ 米：树本、存本无此字。疑与"尖"因形近而误，后"胜金膏"正作"去皮尖"。
⑬ 细：树本、存本"细"下均有"研为"二字，当是。

上二昧，熬至半碗，入冬①蜜半盏再煎一沸，又入薄荷末②，朴硝各半两，绵子滤过，磁器盛之，勿令气出。

胜③金膏

郁金半两，去皮④　黄连　杏仁去皮尖　生地黄各一两

上用水一碗，煎至一盏，用绵滤过，入蜜熬成膏。

取翳妙方⑤

用明矾一两

上，用好清米醋一盏，浸⑥锅内煮令干枯，取出研为尘⑦末，点翳即落，又可将乳汁调涂烂弦眼⑧。

暴赤眼　用壮生姜　杜黄柏各一⑨块

上，将姜开孔，入柏于内，再将姜片⑩掩定⑪，黄泥封，用慢火内煨令姜熟，取自然汁点。

去胬肉

用白丁香五粒　朴⑫硝少许　硼砂豆大　脑子少许

上为细末，用银簪点

---

① 冬：树本、存本无此字。

② 末：原字残脱，据树本、存本补。

③ 胜：原字残破，据树本、存本补。

④ 去皮：树本、存本无此二字。

⑤ 取翳妙方：原作"风翳妙方"，存本目录作"取翳方"，树本作"取翳妙方"，因据改。

⑥ 浸（biǎo 表）：《集韵·上声六》："浸，水貌。"按"浸"字在此义理难通，考《明目良方》树本"浸"字作"沙"，义胜。

⑦ 尘：原字残损，据树本补。

⑧ 烂弦眼：树本作"烂眼眩"。

⑨ 一：原脱，据树本补。

⑩ 片：树本作"一片"。

⑪ 掩定：盖住。掩，覆盖，遮盖。

⑫ 朴：原作"矾"，据树本改。

磨障

硼砂一两　牙硝一钱①　脑子少许　大皂角子去皮尖

上，为尘末点。

治胬肉侵睛

用牙硝　脑子　麝香

上，用田螺，水养去泥，开口入药在内，化肉自成水②，瓦器盛之，点③。

点眼方④

用田螺一个，水养开口，入黄连末⑤、脑子、麝香在内，入地埋三日取出，用绵滤清，点。

又方　治时行赤眼。

新生鸡卵一个，生去黄用清，再入壳内，入黄连三分⑥在内搅匀，再青臭温内⑦一宿，次日滤清点即安。

新刊《明目神验方》卷终

---

① 牙硝一钱：原脱，据树本补。

② 用田螺……自成水："成"原作"或"，据树本改。按此法疑仿《百一选方》卷九"治烂眩风眼"方而成。原方云："田螺一个，以水养数日，去尽泥沙。候靥开，以铜绿一豆许入在内即化成水。以鹅毛蘸水刷眼眩上，数次即愈。不可以余药治它，入眼即再发也"。

③ 点：原疑涉下"点眼方"方名脱，据树本补。

④ 点眼方：树本作"又方"。

⑤ 末：原作"未"，据树本改。

⑥ 黄连三分：树本作"黄连末五分"。

⑦ 再青臭温内：树本作"埋在青臭泥内"，义胜。

眼科用药便览①

眼有七十二症，唯有青盲内障二症难医。药有一十三味，务要依数，分两明秤，若不依方件，多有误人者多矣。传于后代，务要精细乎也。

凤凰蜕去翳　猪肝子去翳　白丁香磨翳　山药去翳　蛇蜕去翳

石决明去翳　秦皮去翳　芒硝治翳　朴硝去翳消肿　珊瑚去翳　木

贼去翳止泪　荆芥去风　琥珀明目磨翳　羌活去风　附子补虚去障②

薄荷去风　黄芪补虚益肝　黄芩凉血　防风去风止泪　全胡③补肝

川芎去风去血　独活止头痛　地骨皮止风热　地黄退血　去芎④去头

风　楮实补肝　白附子去风　草乌去风　牙硝凉肝心　芫花去风

大柏皮凉肝　甘草凉肝　大黄芩凉肝　白矾去膜⑤　车前子⑥明目

茯苓温补　雄黄治目痛　硼⑦砂止泪　磁石治目昏烂　蝉蜕消翳

牛胆明目益精　红花行血　生地黄退血　乳香止痛　熟地黄活血

海桐皮洗肝　黄连除热消毒　葶苈散肿　青葙子磨翳　蕤仁点赤

---

① 眼科用药便览：原无本篇，此据树本补。树本、存本原文位"坐起生花"症后，居全书末，郑本疑所据底本不全，目录无"胬肉侵睛、白睛胬起、睑中生翳、起坐生花"四病名目，本篇因接"青膜内障"后，正文因版本破损夺脱。树本"眼科用药便览"原标题本在正文"眼有七十二症……务要精细乎也"后、"凤凰蜕去翳"前，今移至文首。

② 障：原作"瘴"，据文义改。下同。

③ 全胡：树本、存本同，疑当作"前胡"。

④ 去芎：存本同。疑为"川芎"之误，且疑与前"川芎"重。

⑤ 膜：原作"瘼"，存本同。据文义改。下同。

⑥ 车前子：原作"车全子"，存本同。据文义改。

⑦ 硼：原作"朋"，存本同，据今通用名改。

黄柏凉肝解热　枳壳解涩　苍耳解风明目　蝙蝠开青瞑①　商陆退肿热　牛蒡子凉心　密蒙花明目　草决明凉肝　龙脑清头明目　陈皮平补　蜂蜜止泪益肝退障　雄胆②凉血去翳障　真珠退血去风翳　红踯躅③去血补虚　菟丝子补虚止泪　苍术补虚去赤障　人参明目补虚退血　桔梗补虚退寒热　白芍补虚止睛痛　蒺藜止睛痛去翳障　肉苁蓉补虚止泪　和蜗皮④去内外障　巴戟去翳障补虚　石膏止头痛去血　当归活血止头痛　枸杞子益肝止泪　夏枯草补肝止泪　山栀子止热泪泻肝火　旋覆花止头痛　槐花去赤肿止泪　菖蒲明目⑤去头风　马兜铃⑥去肺热咳嗽　羊胆治青盲病　五倍子治肿止泪　青鱼胆治目暗目痛　龙胆草止睛疼　菊花明目止泪痛肿⑦　地肤子明目去胸热气　蔓荆子治赤目止泪　连⑧翘泻心火消肿　款冬花洗肝明目　谷精草破翳膜　秦椒⑨通喉明目　海螵蛸⑩洗翳　仙灵脾治疮入眼　桑白皮泻肺　滑石退血　杏仁消血　夜明砂去风明目　凌霄花去翳　僵蚕去风　犀角去翳补虚　郁金退热肿毒　石蟹治青盲病

---

① 青瞑：青盲。

② 雄胆：存本同，疑为"熊胆"之误。

③ 红踯躅（zhízhú 执竹）：即杜鹃花，《纲目》也称"映山红"。

④ 和蜗皮：存本同。所指不详。

⑤ 目：原作"耳"，存本同。据文义改。

⑥ 马兜铃：原作"马兜令"，存本脱，据《炮炙论》改。

⑦ 明目止泪痛肿：存本"明""肿"二字残脱。

⑧ 连：原作"莲"，存本同，据《本经》改。

⑨ 秦椒：秦地所产花椒。《本草衍义》卷十四："秦椒，此秦地所生者，故言秦椒。……叶差大，椒粒亦大而纹低，不若蜀椒皱纹高为异也。"

⑩ 螵蛸：原作"磦硝"，据《纲目》改。

校注后记

1. 成书年代

无名氏所撰的《明目神验方》为我国现存刊行时间最早的中医眼科专著，明弘治十三年（1500）由番禺郡守高天章受迁任江西都御使的韩大经委托，据陕西藩省复刻本《明目方》重梓而成，其刊刻年代早于嘉靖年间刊刻的《原机启微》《银海精微》和万历年间刊刻的《龙木论》等眼科名著，其书名也为是年首次出现。据考，我国第一部中医眼科专书是由佚名氏所撰、最早见于南齐的《龙树眼论》，而对中医眼科学影响深远的《龙木论》，则被认为是在《龙树眼论》亡佚后，经宋元医家重新辑录，并加入宋人方书中眼病证治的有关内容，于万历三年乙亥（1575）由黄希宪（字毅所）刻印成书。这比《明目神验方》的刊行晚了 75 年。据弘治《黄州府志》和《上海志》载，临川饶铎、上海王霁成化初年分别出任黄州通判和太守（约 1465 ~ 1474）。饶铎到任后捐俸在黄州首刻《明目方》，这更比《龙木论》的初刻时间早出一个世纪。如果再融入书稿辗转到辽阳老兵手中及饶铎乃翁获赠此稿后"宝藏久矣"等过程考虑，则该书底稿的写成时间还当更早。

2. 学术渊源

从体式看，《明目神验方》初稿极有可能是原作者专为课徒而编写的简易诵记读本，且该人当是博览方书、精通文墨的眼科临床高手，故《续修四库全书总目提要·医家类》在评价该书的异名版本《明目良方》时，断言其"要为出于专家之作"。

《明目神验方》与《龙木论》的内容互有交叉，但很多地方如出一辙，这或许与两书都传承了《龙树眼论》辑佚本的学术内容有关。如两书眼病同为72种，很多病名及排序也完全一样。《明目神验方》载内障病21种，外障病51种，其中与《龙木论》病名全同的有圆翳内障、混睛外障等9种，占12.5%；病名近似于全同的有枣花翳与枣花翳内障、黑翳如珠与黑翳如珠外障、痒极难任与眼痒极难忍外障等38种，占52.8%；病同名异的有双目睛通及小儿通睛外障、无时流泪及冲风泪出外障、孩儿患眼及胎风赤烂外障、打伤损肿及偶被物撞破外障等14种，占19.4%，这三类共占病证总数的84.72%。对《龙木论》各眼病下所引唐人《审的歌》内容，本书也有所采撷，并多有修改。如《龙木论·圆翳内障》所引原诗为："翳中再好是团圆，一点油如水上盘。阳里看时应自小，阴中见则又还宽。金针一拨云飞去，朗日舒光五月天。不是医人夸巧妙，万两黄金永不传。"本书则改作："圆翳犹如水上盘，阴阳大小一般般。金针一拨分明见，丸散须安肾与肝。"七律虽改为绝句，却仍可看出原诗中"水上盘""金针一拨"等重要文辞的痕迹。

至于两书的差异，首先是所列病种不尽相同。内障方面，本书无《龙木论》的涩翳、胎患、绿风、惊振、肝目暗风五证，却有小翳、丝风、黄风三证；外障方面无肝虚积热、钉翳根深、风牵㖞偏、风牵睑出、眼小眦赤脉、小儿眼中生赘六证，而有惊振、聚开翳、赤脉深翳、碧翳瞒、气壅如痰、星月聚开翳、白睛裔起、睑中生翳等八证。其次是本书所用治法和方药与《龙木论》或其他眼科名家的差别。如治"浮翳内障"，《龙木论》用了决明散和坠翳丸两方，本书却列有宣肺汤、七宝散、白万膏、细辛散、川芎散五方，且无一相同。第三是很多同名药方的差异。如本书所载洗肝散，药凡八味，而《龙木论》所载仅六味，不仅数量各异，药物也只有大黄一味相同。第四是文体。因本书可能是为课徒而作，故行文多用诗诀，叙病也甚简，《龙木论》则用散文，论证颇详。本书用七言排律写的"目疾证候总论"，与《龙木论》所附以问答体裁撰写的"七十二问"，内容基本无异，是谁以另外的文体改写了方书中内容，增芟了病种，并修改了部分眼病名称，这些问题还有待考证，但《明目神验方》和《龙木论》具有紧密的学术渊源关系，对明代中期以后的多部眼科名著曾产生过重要影响，这一点则是毫无疑义的。

3. 内容与特点

《明目神验方》不分卷，内容大致分为理论、眼证病治和方药三部分。理论部分有目疾证候总论、论五轮主病根因、论五轮病证、论八廓病证、论五脏所属轮廓贯通、五轮虚实用药法、五轮所属主病之图、八廓所属主病之图，着重介绍常见眼病的证候、病因病机、五轮八廓的名称暨与脏腑的分属关系，以及眼病症治用药原则等内容；眼病部分为全书重点，主要介绍眼科72症的病因证候、诊治法则、宜用药方与镰割、金针拨障要求等；治眼方药为第三部分。作者非常重视方药研究，将其集中分类记述，显得系统而特色鲜明，其书称"神验方"或与此有关。方药共分六类："明目诸经丸散类"收载药方凡143首，含又方7首、治眼功能分类药方23首；"明目洗眼药类"载方21首，含又方7首；"明目敷贴药类"载方10首，含又方4首；"明目搐鼻药类"载方5首，含又方1首；"明目点药"载方12首，含又方1首；"分论药性品目"分泻肝、宣肺等分脏腑用药和定痛、除翳明目等功能区分药物23类，载药凡415

味，其中"益脏"类药物夺脱无考。

本书不仅记载了不见于《龙木论》的眼部"八廓"说，而且给八廓理论赋予了实质内容。作者以五行、藏象学说为依据，用司外揣内、取类比象等方法对轮廓理论进行系统推衍，论说轮廓病因病象，阐明脏腑轮廓间的通贯对应关系、不同见症的生发部位与脏腑轮廓的对应情况、眼病治疗的虚实用药原则等，都较前代医家的研究认识更为独特、系统和深入，为五轮八廓病症的治疗提供了参考方向与思路，形成了理法方药较为完整的中医眼病辨证论治体系。

本书对眼科病因辨证的研究较为全面深入。如"目疾证候总论"叙说眼疾证候66种，揭示病因病机13种，是一篇重要的眼科早期辨证专篇文献，后世《审视瑶函》等均受其影响。作者认为眼病的实证多因于风、冷、火、毒、湿气、积热、胎毒秽浊、血气凝滞、天行时邪、针割误治，虚证多责之五脏虚损或血气不足。对眼疾的诊断辨治注重辨证、辨病结合，治则明确，针对性强，如指出"圆翳内障"乃缘于肝肾虚，治疗除"金针一拨"，还须用丸散"安肾与肝"。

本书强调和突出以五脏为中心，在研究叙说五脏与眼部轮廓的通贯关系和论疾、列症、辨治诸病等方面皆明确体现这一观点。如"目疾证候总论"论病60余种，有29种涉及五脏，"赤脉伤眼心克肝""白膜遮睛肺克肝"等还说明某些眼病与脏腑五行生克相关。在论五轮主病根因、论五轮病证、论五脏所属轮廓贯通等段落中，作者专门论述了五轮八廓各部眼病与五脏的关系；揭示72种眼疾病因时，作者直接以"肾虚、心肺热、肝胆壅热、肺家热、肝肾虚、脾风热"等脏腑名称标注的有59种。这些都说明了作者对研究五脏与眼科发病关系的重视程度。对不同眼病，作者皆明确指出与脏腑的相应关系，如"白膜侵睛，名曰气障，其病在肺"，"白睛属肺，病则白睛肿起，多生瘀肉"，"清净廓（胆），病主两眦痒痛，泪出"等，简洁明了，临证不难循名求实以责其效。

本书还非常重视眼病治疗的分脏腑用药问题，不仅针对脏腑特点、脏腑与轮廓的对应关系以及不同病因病机确立有相应治则，并且确定有虚实补泻的基本药物。如"肾病宜补，肉苁蓉、附子为主；肝病宜宣，黄芩、柴胡为主……"（《五脏虚实用药法》）；"论五轮主病根因"对血、气、风、肉、水五轮疾病则分别提出了"泻心凉肝""宣肝补心""泻肝补肾""凉肝泻脾""补肝补肾"的治疗原则。作者这种辨治思想或观点，在方药的配伍、选择上也体现充分，如"明目诸经丸散类"不仅罗列有泻肝散、泻肺散、洗心散、温脾散、补肝散、镇肝丸等体现五脏调治和退赤、除昏、去热、定痛、止泪、磨翳、活血、顺气等 20 余首针对病因病症所设的药方，在"分论药性品目"中还分列具有"泻肝、宣肺、凉心、助脾、平肾、补肺、定痛、消赤肿、退翳障"等治疗作用的药物 23 类，涉及药物 400 余味。

作者治眼手段灵活，数法并举，方药多样。其手法有药治、针刺、镰洗、割除、金针拨治等。其中药治又分内服的汤、散、膏、丹、丸和外用的洗眼、点眼、敷贴、搐翳；针刺则有刺攒竹、刺眦头、刺迎香，以及金针拨障的横拨、急针、忌针、候时而针等。作者对历代方书所载治眼药方，无论是通用方、专用方或流传民间的单验方，只要疗效突出，都着意予以收采。据《续修四库全书总目提要·医家类》考证，"其中尽有罕见之方"，此则尤为可贵。因全书药方皆无出处，其中是否有作者自创者不得而知。所载诸方大多平实而易得，适应范围广，很多为作者所钟爱与习用。如以青金散、四物汤、糖煎散所治的眼病据载凡14种，美玉散为17种，退血散则多达22种。对药方疗效，不同年代、不同领域的人都是非常认同的，夏孙桐先生甚至直言其"可备治目疾者采用也"（《续修四库全书总目提要·医家类》）。

作者对眼病虽然重视内外并治，但可以看出内治一法仍属首要。书末依功能分类具载药方凡191首，其中通用药方和眼病专用内治方则多达145首，约占75.92%，洗眼类、搐鼻类、敷贴类和点药类方子数量只分别为21首、10首、3首（原列5首，其中两首实为内服方）和12首。

《明目神验方》篇幅短小，全文仅16273字，但却取材广博，对眼科方药的收载尤为宽泛翔实，唐宋元明历代重要方书中的传统名方皆其甄别取材的对象，如《百一选方》所载民间"治烂眩眼""治赤目后暴翳""治胬肉侵睛"之类的单、验方都在采录之列，现已亡佚的一些眼病诊治文献和很多行之有效的珍贵治眼药方因赖以得到保全。全书编排巧妙合理，从理论叙说入手，次论病治，再及方药，循序而进，结构过度自然。书中对眼病证治的叙说浅近晓畅，如血灌瞳人诗"肝胆多因积热攻，致令血灌上睛瞳，早求妙药令无阻，免教赤肿与朦胧"，全无晦涩之感。作者文笔洗练，叙事手法灵活，不同文体相间而用，从理论阐述到眼病证治方药，几乎囊括殆尽。如"目疾证候总论"，全文仅六十七句（疑有脱文），却叙说了六十六种眼病证因，最末还有对医家的告诫。对"五轮八廓"致病，作者不仅在阐说脏腑与轮廓对应关系基础上有相应治疗用药原则，而且列有各轮廓病候表现；眼疾叙病诗皆为七言绝句，如浮翳内障，全文仅五十四字，而病名、病因（肺家热）、证候表现（观眼中白翳可随光之强弱变大变小）、治法治则（用药频点翳上）、治疗效果（必然安）、宜用药方悉具，除药物外，辨证论治内容无所遗漏，医者若熟谙于此，确能有益于辨治水平的提高。作者对眼病论证客观，方药可靠，能准确地反映明代医家对眼科疾患的认识和诊治水平，书中方论平实可取，方药易制易求，疗效可期，其价值与作用值得信赖。对方药集中编次，依功能划分类别，系统性强，便于理解检索。全书插图74幅，各眼图皆以病名作标题，图文并茂，有助于理解文义。

4. 版本及与《明目良方》的异名同书关系考

《明目神验方》的梓行，明代重臣韩邦问功不可没。据考，韩氏成化二十三年（1487）出任陕西左参政，寻迁右布政使。他因游宦而得《明目方》于该省（疑即《明目方》的陕西藩省复刻本），久藏于笥，后补广东，随以右副都御史巡抚江西。韩氏赴赣前，托僚属高天章于弘治十三年（1500年）据其所藏《明目方》在粤省复刻成本书，是为《明目神验方》。黄州树德堂则于明万历二十八年（1600年）复刻了《明目神验方》的异名书《明目良方》，其牌记载称是"刻太医院增补古书明目良方"，郑铢刻本也言其复刻所据蓝本乃"后楼阅古书，得之乱籍中"。究两书所言"古本""古书"之名实，显然都不是指《明目神验方》，而应是黄州郡斋本或南京民曹公署本、陕西藩省本中的某两个本子。经对比，树德堂和郑铢两家复刻《明目良方》，所据并非同一底本，然却使用了相同的书名，这表明两家所用底本原本可能都称《明目良方》。据《明目神验方》江序和《明目良方》所载《明目方》原序考之，黄州郡斋首刻本应叫《明目方》，树本、郑本若据以复刻，则不大可能都与之异名，这说明其被改称《明目良方》很可能始自南京二刻本，而陕西三刻时也沿用二刻书名，才会使树本、郑本无论据哪个本子翻刻都将同名的现象。因此，"古本明目良方"出现的具体年代虽难确考，然也不当在《明目神验方》书名启用的时间之后。

《明目良方》所载饶氏首刻本原序记述《明目方》成书始末，说明书稿来源是其父饶乐志早年受赠于一位"以眼科鸣世"的辽东老兵。江源《明目神验方序》则介绍了该书梓行前，其祖本《明目方》和二刻、三刻本相继问世的情况，以及高天章据陕西藩省复刻本重梓《明目神验方》的过程。明人周弘祖《古今书刻》还著录有《明目方》江西布政司和徽州府两种刻本，而前者实即高天章复刻于粤省的《明目神验方》无疑。

《明目神验方》异名较多，据《宝文堂书目》《澹生堂藏书目》《明目良方》《中国古医籍书目提要》《医籍考》《同书异名汇录》等古今中外的有关书目和医籍记载，该书还有《明目方》《神验方》《眼目神验方》《新刊明目神验方》《亡名氏眼目神验方》《明目良方》等称谓，而最先以《明目神验方》之名著录该书的是万历殷仲春的《医藏书目》。该书明刊本现已很难见到，《中国中医古籍总目》等重要书目对此也无记载，有专家学者因言该书在我国失传久已，现藏日本的明刊本，也即此次整理所据底本已是孤本，但本次整理研究的结果却难以认同此说。理由有二，一是根据成都中医药大学和中浚教授调查，天津医学高等专科学校图书馆尚有本书残卷，尽管书名不同；二是以"明目神验方"为名的传本虽然罕见，但以异名传世的其他版本却并不少。和中浚先生在长期的研究中发现，明万历年间据古本复刻且流传至今的《明目良方》，与《明目神验方》就有很密切的关系。经考证，两者的"异名同书"关系事实确凿，且早为中外学者所认同。如《中国善本书提要·新刊明目良方》云："卷内有三友亭藏书、上佳藏书印记，又有日本人据《神验方》朱校，知全书均与《神验方》相同。按《医藏书目》载无名氏《眼目神验方》一卷，疑即其书。"《同书异名汇录》"明"字条下也载称："《明目良方》二卷，佚名，明万历刊本，又名《神验方》"；"《神验方》二卷，佚名，明万历刊本，又名《明目良方》"。

据研究中掌握的已知线索统计，除却别称《明目方》的《鸿飞集论眼科》外，明刊《明目方》的各种同名或异名版本至少当有八种，即：《明目方》祖本、南京二刻本、陕西三刻本、徽州府重刻本、《明目良方》树德堂本、存德堂本及郑铄刻本、号称江西布政司重梓而实际刻成于粤省的《明目神验方》。祖本和南京、陕西、徽州诸本现已未见，《明目良方》三种版本尚存，称谓与《明目神验方》虽异，而内容的高度一致性使两者异名同书的关系完全得以成立。估计郑铄复刻《明目良方》，采用的蓝本就是《明目神验方》重梓时所据的陕刻本，存本、树本所据则可能是祖本或南京本，只是郑本可能沿用了蓝本旧名，而《明目神验方》则为招徕读者而改易了新名。

《明目良方》虽和本书内容相同，但书名毕竟有异，如此，两者还可算是同一书吗？对此类问题，现代大儒陈寅恪先生之昆弟、人称"一代才人"的陈方恪先生曾有过明确见解："或以为名既异，即不能谓之同书。是则不然。如本书所列，虽然有编制不同，卷帙舛差之别，但按之内容，实无出入，乌得谓异名即异书耶？"（《同书异名汇录·序》）在很多专家学者眼中，既然《明目神验方》与《明目良方》的同书异名关系确实成立，那么，它"在国内失传已久"、日人所藏已是"明刊孤本"之说即当就此加以澄清了。这对人们重新深入认识《明目神验方》、进一步拓展其学术研究空间无疑会有很大神益。

5. 对其他中医眼科专书的影响

《明目神验方》在中医眼科学术发展史上具有承前启后的重要作用，明人辗转刊刻不下八次。从体式看，该书初稿极可能是原作者专为课徒而编写的简易诵记读本，且该人当是一位博览方书、精通文墨的眼科临床高手，《续修四库全书总目提要·子部·医家类》曾高度评价其为"尽有罕见之方，论证详明，亦为眼科善本……要为出于专家之作"。

该书对中医眼病诊治有着重要参考价值和指导作用，对明清两代多部眼科名著的产生，从内容辑录到编纂体例上都曾有过重要影响。如《银海精微》以五轮八廓划分眼疾部位的方法与该书雷同，五轮所属主病之图和八廓所属主病之图部分相似度更高；《鸿飞集论》等书图文编排的版刻方式，可视为对该书的翻版；《明目至宝》则不过将叙症文体由诗改作词；《龙木集》"七十二问"和《审视瑶函》"识病辨症详明金玉赋"明显带有该书"目疾证候总论"的痕迹；《秘授眼科》各种眼病的序列及表达风格近似于该书；《秘传眼科七十二症全书》的药物研究分类方法应是对该书的全面仿效；《一草亭目科全书》治妇人患"烂弦风眼"，记述所用药物、手法及治效，与底本明目洗眼药类"治烂弦，眼痒有虫"的"又方"毫无二致；《医理折衷目科》反映辨证内容的"相目病虚实冷热"当是源于该书"目疾证候总论"；《证治准绳》中很多目病内容及治疗方药更是直接采自《明目神验方》，治疗"聚开障证"的五首药方，以及还睛丸、洗刀散、法制黑豆等甚或只字不易，达到了"荣损与俱”的程度；《本草纲目》“诸家书录”虽未载录该书祖本《明目方》，但石膏、青黛、谷精草等条目正文却曾多次引用其方治内容。

这些足可看出古代眼科医家们对《明目神验方》的信奉与推崇。可以说，《续修四库全书总目提要》对《明目良方》“亦为眼科善本”“要为出于专家之作”的赞誉，无疑也是对本书珍贵价值的最好肯定。至于对内障成因机理的研究认知仍停留在《龙树眼论》“脑脂凝结”“脑脂下流”等认识水准上，药方不著来源，使众多无药之方难于查寻，版本写刻校订不细，对文字及药名用字的使用随意性大，受文体限制而使眼疾证治叙说过简等等，可以视为本书的白璧之瑕。

本书的整理，耗时两年有余，但因文献的求取有很多不足为外人道说的苦恼，再因自身学识水平和完稿时间的限制，故对书中如“吉粉”等药物的地域性称谓问题已无暇考得其名实。窃以为，与其仓猝妄解，不如留待方家，敬请读者理解见谅。

本书校注内容由成都中医药大学王大淳教授审定。

方名索引

【说明】

1. 本索引的编排以汉语拼音为序，首字相同，则以次字音序区分，若方名全同，则以其在书中出现的先后为序。

2. 为方便查考，本索引囊括了底本中所有方剂名（含各眼病叙症诗后"合用"方方名）。凡有方无药的"合用"方，后用小字和病名注明"有方无药"及方名在底本中的出处，如"青金丹（有方无药，见圆翳内障）"；对书中同时载有完整方药的"合用"方只标注方名出处，如"蝉花散（见枣花翳）"，载于"明目诸经丸散类"的两首正方则直接标注为"蝉花散（明目诸经丸散类）"，不加"见"字，读者可根据其方名音序和页码在"明目诸经丸散类"药方中检索到药不尽同的两首"蝉花散"同名方。

3. 本索引未收编注释条目中采自它书的同名药方。

4. 凡多方同名且方药俱全的方子，方名后分别标注"1、2、3……"进行区分（有方无药者不在此例）；有的药方下有一首或多首无正式方名的"又方"，本索引皆取"又方"为名，将其退后两字跟排在所见主方下。"又方"有两首以上者，其后也加"1. 2. 3. ……"以示区别。如"又方1（明目洗眼药类）"。

5. 凡无正式方名，而以所具功能为称的药方，本索引皆于其后酌加"方"字助成全名，且外加"［ ］"避免混淆。如"定痛""止泪"分别作"定痛［方］""止泪［方］"。余准此。

A

D

E

J

K

L

M

R

S

T

W

Y

总 书 目

I

本　草

方　书

医便

卫生编

袖珍方

仁术便览

古方汇精

圣济总录

众妙仙方

李氏医鉴

医方丛话

医方约说

医方便览

乾坤生意

悬袖便方

救急易方

程氏释方

集古良方

摄生总论

摄生秘剖

辨症良方

活人心法（朱权）

卫生家宝方

见心斋药录

寿世简便集

医方大成论

医方考绳愆

鸡峰普济方

饲鹤亭集方

临症经验方

思济堂方书

济世碎金方

揣摩有得集

亟斋急应奇方

乾坤生意秘韫

简易普济良方

内外验方秘传

名方类证医书大全

新编南北经验医方大成

临证综合

医级

医悟

丹台玉案

玉机辨症

古今医诗

本草权度

弄丸心法

医林绳墨

医学碎金

医学粹精

医宗备要

医宗宝镜

医宗撮精

医经小学

医垒元戎

证治要义

松厓医径

扁鹊心书

素仙简要

秘珍济阴　　　　　　外科真诠

黄氏女科　　　　　　枕藏外科

女科万金方　　　　　外科明隐集

彤园妇人科　　　　　外科集验方

女科百效全书　　　　外证医案汇编

叶氏女科证治　　　　外科百效全书

妇科秘兰全书　　　　外科活人定本

宋氏女科撮要　　　　外科秘授著要

茅氏女科秘方　　　　疮疡经验全书

节斋公胎产医案　　　外科心法真验指掌

秘传内府经验女科　　片石居疡科治法辑要

儿　科

婴儿论

幼科折衷

幼科指归

全幼心鉴

保婴全方

保婴撮要

活幼口议

活幼心书

小儿病源方论

幼科医学指南

痘疹活幼心法

新刻幼科百效全书

补要袖珍小儿方论

儿科推拿摘要辨症指南

外　科

大河外科

伤　科

正骨范

接骨全书

跌打大全

全身骨图考正

伤科方书六种

眼　科

目经大成

目科捷径

眼科启明

眼科要旨

眼科阐微

眼科集成

眼科纂要

银海指南

明目神验方

银海精微补